DIETA MIND 2025

120 Ricette Strategie per Ottimizzare la Salute Mentale La Guida Completa per una Mente Sana e Attiva

KLARLOCK

ESCLUSIONE DI RESPONSABILITÀ

Questo libro si propone di fornire materiale utile e informativo sui temi trattati nella pubblicazione. Viene venduto con la consapevolezza che l'autore e l'editore non sono impegnati a fornire servizi medici, sanitari o altri servizi professionali personali nel libro. Il lettore dovrebbe consultare il proprio medico, operatore sanitario o altro professionista competente prima di adottare qualsiasi suggerimento in questo libro o trarre conclusioni. L'autore e l'editore declinano espressamente qualsiasi responsabilità per qualsiasi responsabilità, perdita o rischio, personale o altro, derivante, direttamente o indirettamente, dall'uso e dall'applicazione di qualsiasi contenuto di questo libro.

NOTA

Tutte le ricette di questo libro sono pensate per quattro persone. Per questa quantità sono da considerarsi gli ingredienti indicati nelle ricette. In caso di necessità di modificare la porzione, si consiglia di adeguare proporzionalmente le dosi degli ingredienti. Si raccomanda inoltre di seguire attentamente le istruzioni di preparazione e cottura per ottenere il miglior risultato. Nel contesto di questo libro, quando ci riferiamo a "una tazza" come unità di misura degli ingredienti, intendiamo l'uso di una normale tazza da cucina con una capacità di circa 240 millilitri. È essenziale utilizzare un misurino per ottenere le giuste quantità di ingredienti. Se non disponete di un misurino, potete utilizzare un misurino graduato, facendo attenzione a corrispondere correttamente alle proporzioni indicate. Ecco alcuni esempi 1Tazza di farina 100 gr. 1Tazza di riso 200 gr. 1Tazza di Quinoa 200 gr

Si consiglia di livellare gli ingredienti secchi nella tazza utilizzando una spatola o la lama di un coltello per ottenere una misurazione accurata. Per gli ingredienti liquidi si consiglia di riempire la tazza fino all'orlo senza schiacciare o lasciare vuoti. Tuttavia, è importante tenere presente che le misure degli ingredienti possono variare leggermente a seconda del tipo di alimento e della sua densità. Pertanto, è sempre consigliabile regolare le dimensioni in base alle preferenze personali e all'esperienza culinaria.

SOMMARIO

RICETTE PRIMI PIATTI

RICETTE SECONDI PIATTI

208 BISTECCA DI MANZO MAGRA CON SALSA DI PEPE VERDE.

210 SOGLIOLA AL FORNO CON AGRUMI E PREZZEMOLO.

212 POLLO ALLA CACCIATORA CON POMODORO E PEPERONI.

214 TONNO GRIGLIATO CON SALSA DI AGRUMI.

216 STRISCE DI TACCHINO SALTATE IN PADELLA CON VERDURE.

218 SGOMBRO AL VAPORE CON SALSA DI POMODORO E ORIGANO.

220 PETTO DI POLLO RIPIENO DI SPINACI E FETA.

222 GAMBERI SALTATI IN PADELLA CON AGLIO E PREZZEMOLO.

224 MAIALE ALLA GRIGLIA CON SALSA DI SENAPE E MIELE.

226 SALMONE ALLA MENTA CON CONTORNO DI VERDURE.

228 POLLO AL LIMONE CON ROSMARINO E PATATE.

230 FRITTATA DI VERDURE CON UOVA BIOLOGICHE.

232 MEDAGLIONI DI VITELLO CON SALSA DI FUNGHI.

234 PESCE SPADA ALLA GRIGLIA CON SALSA DI PEPERONCINO.

236 POLPETTINE DI POLLO AL FORNO CON VERDURE.

238 TILAPIA AL FORNO CON MANDORLE E PREZZEMOLO.

240 PETTO DI ANATRA AL MIELE E ZENZERO.

242 BACCALÀ CON POMODORINI E CAPPERI.

244 SALMONE IN CROSTA DI NOCI.

246 POLLO AL CURRY CON LATTE DI COCCO E VERDURE.

249 ARROSTO DI TACCHINO CON ERBE AROMATICHE.

251 SALMONE AL FORNO CON ERBE AROMATICHE.

253 PETTO DI POLLO ALLA GRIGLIA CON SALSA DI LIMONE.

RICETTE DI CONTORNI

INTRODUZIONE ALLA DIETA MIND

Mangiare per la Mente: La Dieta MIND - Un Viaggio Verso una Salute Cerebrale Ottimale"Nell'era in cui la nostra vita quotidiana è sempre più stressante e complessa, la ricerca di modi per mantenere la salute mentale e cognitiva è diventata una priorità per molti di noi. La Dieta MIND, un approccio alimentare innovativo e scientificamente supportato, offre una prospettiva promettente sulla salute del cervello. Questa dieta unisce i principi della rinomata dieta mediterranea e della dieta DASH (Dietary Approaches to Stop Hypertension), focalizzandosi sull'incorporare alimenti specifici che possono avere un impatto positivo sulla salute cerebrale. L'acronimo "MIND" sta per "Mediterranean-DASH Intervention for Neurodegenerative Delay", evidenziando il suo obiettivo principale:

ritardare il declino cognitivo e proteggere la mente da malattie neurodegenerative, come l'Alzheimer. Fondamenti della Dieta MIND Questa dieta pone un'enfasi particolare su cibi specifici che sono stati associati a una migliore salute cerebrale. Gli alimenti chiave includono verdure a foglia verde, bacche, noci, pesce, olio d'oliva e altri alimenti ricchi di nutrienti fondamentali per il cervello. Allo stesso tempo, incoraggia a limitare il consumo di cibi meno salutari, come carni rosse, formaggi grassi, dolci e cibi ricchi di grassi saturi.Obiettivi e Benefici Il principale obiettivo della Dieta MIND è quello di favorire la salute cognitiva, migliorando la funzione cerebrale e riducendo il rischio di deterioramento mentale legato all'età. Alcune ricerche preliminari hanno suggerito una correlazione tra l'aderenza a questa dieta e una riduzione del rischio di sviluppare la malattia di Alzheimer.

Questo libro è progettato per guidare il lettore attraverso i principi fondamentali della Dieta MIND, offrendo una panoramica completa dei cibi consigliati, delle strategie alimentari e delle ricette deliziose che non solo promuovono la salute del cervello ma anche rendono il viaggio culinario un'esperienza piacevole. Obiettivi Principali: La Dieta MIND non si propone unicamente come regime alimentare per la perdita di peso, bensì come modello nutrizionale volto a:Miglioramento delle prestazioni cognitive: La dieta può contribuire a migliorare la memoria, la velocità di elaborazione delle informazioni e la capacità di apprendimento. Conclusioni In conclusione, la Dieta MIND offre un'opportunità unica di nutrire non solo il corpo ma anche la mente, ponendo le basi per uno stile di vita che mira a preservare e migliorare la salute del cervello.

CHE COS'È LA DIETA MIND

La Dieta MIND è un approccio alimentare che combina elementi della dieta mediterranea e della dieta DASH (Dietary Approaches to Stop Hypertension). L'acronimo "MIND" sta per "Mediterranean-DASH Intervention for Neurodegenerative Delay". Questa dieta è stata studiata per valutare il suo potenziale impatto sulla prevenzione delle malattie cognitive, in particolare l'Alzheimer. La MIND Diet sottolinea il consumo di cibi che sono associati a una migliore salute cerebrale, come verdure a foglia verde, bacche, noci, pesce, olio d'oliva e altri alimenti nutrienti. Allo stesso tempo, incoraggia a limitare il consumo di cibi meno salutari, come carne rossa, formaggi grassi, dolci e cibi ricchi di grassi saturi.

Diversi studi hanno dimostrato che la dieta
MIND può avere un impatto positivo sulla

salute del cervello. In particolare, è stata
associata a:

Un minor rischio di declino cognitivo

Migliori prestazioni cognitive

Una migliore memoria

Una maggiore velocità di elaborazione delle
informazioni

La dieta MIND è facile da seguire?

Sì, la dieta MIND è relativamente facile da
seguire. Le ricette sono semplici e gli
ingredienti sono facilmente reperibili.
Inoltre, la dieta è flessibile e può essere
adattata alle tue esigenze e preferenze
personali.

BENEFICI DELLA DIETA MIND

La Dieta MIND (Mediterranean-DASH Intervention for Neurodegenerative Delay) è stata sviluppata per promuovere la salute cerebrale, e alcuni dei suoi potenziali benefici includono: 1. Riduzione del rischio di Alzheimer: La Dieta MIND è stata associata a una riduzione del rischio di sviluppare la malattia di Alzheimer in alcuni studi. I nutrienti presenti in questa dieta possono svolgere un ruolo nella protezione delle funzioni cognitive. 2. Supporto cardiovascolare: Poiché la dieta incorpora elementi della dieta mediterranea e DASH, può contribuire a mantenere la salute cardiovascolare riducendo il rischio di malattie cardiache. 3. Controllo della pressione sanguigna: La Dieta MIND include alimenti noti per il loro impatto positivo sulla pressione sanguigna, come frutta, verdura e alimenti ricchi di potassio.

4. Riduzione dell'infiammazione: Gli alimenti anti-infiammatori presenti nella dieta, come le bacche e gli omega-3, possono contribuire a ridurre l'infiammazione nel corpo, che è associata a diverse condizioni di salute. 5. Promozione di uno stile di vita sano: Oltre alla componente alimentare, la Dieta MIND incoraggia uno stile di vita sano, che include attività fisica regolare e altri comportamenti positivi. 6. Controllo del peso: Molti degli alimenti consigliati nella dieta sono ricchi di fibre e nutrienti, il che può contribuire al controllo del peso. È importante notare che la ricerca sulla Dieta MIND è ancora in corso, ma finora sembra promettente per la salute cerebrale e generale. Come con qualsiasi regime alimentare, è sempre consigliabile consultare un professionista della salute prima di apportare cambiamenti significativi alla propria dieta.

PRINCIPI FONDAMENTALI DELLA DIETA MIND

La Dieta MIND (Mediterranean-DASH Diet Intervention for Neurodegenerative Delay) combina elementi della Dieta Mediterranea e della dieta DASH (Dietary Approaches to Stop Hypertension) Ecco i principi fondamentali della Dieta MIND: 1. Enfasi su Alimenti Vegetali - Consumo abbondante di verdure, in particolare quelle a foglia verde (come spinaci, cavolo riccio, lattuga), che sono ricche di nutrienti protettivi per il cervello. 2. Incorporazione di Frutti di Bosco - I frutti di bosco, come mirtilli e fragole, sono ricchi di antiossidanti e hanno dimostrato di avere effetti benefici sulla funzione cognitiva. 3. Consumo di Noci - Le noci forniscono grassi sani, fibre e antiossidanti che supportano la salute del cervello. 4. Uso di Olio d'Oliva - L'olio d'oliva è una fonte di grassi monoinsaturi sani, che sono stati associati a una migliore funzione cerebrale.

5. Assunzione di Pesce e Pollame - Il pesce, ricco di acidi grassi omega-3, e il pollame sono preferiti rispetto alla carne rossa, che dovrebbe essere limitata. 6. Limitazione dei Prodotti di Origine Animale Saturi - Riduzione dell'assunzione di burro, formaggi e carni rosse, che contengono grassi saturi e possono avere effetti negativi sulla salute cerebrale. 7. Minimizzazione di Dolci e Cibi Fritti Riduzione del consumo di dolci e alimenti fritti o da fast food, che possono contribuire all'infiammazione e al declino cognitivo. 8. Incorporazione di Cereali Integrali Promozione del consumo di cereali integrali, che forniscono fibre e nutrienti essenziali per la salute generale e cerebrale. 9. Assunzione Moderata di Vino Il vino rosso, in quantità moderate, è incluso per i suoi potenziali benefici antiossidanti e anti-infiammatori. Questi principi guidano le scelte alimentari nella Dieta MIND, favorendo un'alimentazione che supporta attivamente la salute del cervello e contribuisce alla prevenzione del declino cognitivo.

CONCLUSIONE E FUTURO DELLA DIETA MIND

Conclusione La Dieta MIND rappresenta un approccio alimentare innovativo e promettente, specificamente progettato per sostenere la salute cerebrale e ridurre il rischio di malattie neurodegenerative come l'Alzheimer. Combinando i principi della Dieta Mediterranea e della dieta DASH, la Dieta MIND enfatizza il consumo di alimenti nutrienti e protettivi per il cervello, come verdure a foglia verde, frutti di bosco, noci, olio d'oliva e pesce. Al contempo, limita l'assunzione di alimenti potenzialmente dannosi come carni rosse, dolci, e cibi fritti. Le ricerche scientifiche finora condotte hanno dimostrato l'efficacia della Dieta MIND nel migliorare la funzione cognitiva e nel rallentare il declino mentale legato all'età. Adottando questa dieta, non solo si può contribuire alla prevenzione delle malattie neurodegenerative, ma anche migliorare la salute generale e il benessere.

Futuro della Dieta MIND Il futuro della Dieta MIND è promettente, con diverse direzioni di sviluppo e potenziali miglioramenti: 1. Ulteriori Ricerche e Studi Clinici - Continuare a espandere la base di evidenze scientifiche con studi longitudinali e clinici su larga scala per confermare e approfondire i benefici della Dieta MIND. 2. Personalizzazione della Dieta - Sviluppare linee guida personalizzate basate su fattori genetici, stile di vita e condizioni di salute individuali per ottimizzare i benefici della Dieta MIND. 3. Innovazioni Alimentari - Introduzione di nuovi alimenti e ricette che si allineano con i principi della Dieta MIND, rendendo più facile e piacevole seguire questa dieta. 4. Educazione e Sensibilizzazione - Incrementare gli sforzi di educazione pubblica per aumentare la consapevolezza sui benefici della Dieta MIND e incoraggiare l'adozione di abitudini alimentari sane. 5. Applicazioni Tecnologiche - Sviluppo di app e strumenti digitali che aiutino le persone a pianificare e monitorare la loro dieta secondo i principi MIND, offrendo supporto personalizzato e motivazione. 6. Integrazione con altre Strategie di Salute - Integrare la Dieta MIND con altre strategie di promozione della salute, come l'esercizio fisico e la gestione dello stress, per offrire un approccio olistico al benessere cerebrale. 7. Politiche di Salute Pubblica - Promuovere politiche di salute pubblica che supportino l'accesso a alimenti sani e favoriscano l'adozione della Dieta MIND a livello di comunità e popolazione. La Dieta MIND, con il suo focus sulla salute cerebrale, è destinata a giocare un ruolo cruciale nella promozione del benessere cognitivo nel contesto delle sfide legate all'invecchiamento della popolazione globale. Con un impegno continuo nella ricerca, nell'educazione e nell'innovazione, questa dieta ha il potenziale di trasformare le vite, migliorando la qualità

PREPARAZIONE RICETTE

in generale, le ricette della dieta MIND sono relativamente veloci e facili da preparare. La maggior parte delle ricette richiede meno di un'ora per essere completata.

Ecco alcuni suggerimenti per ridurre ulteriormente i tempi di preparazione:

Preparare gli ingredienti in anticipo. Ad esempio, si possono cuocere le lenticchie o il salmone il giorno prima.

Usare verdure precotte o surgelate.

Utilizzare un forno a microonde per cuocere le verdure o il pollo.

Con un po' di pianificazione, è possibile preparare pasti sani e gustosi della dieta MIND in tempi relativamente brevi.

RICETTE ANTIPASTI

INSALATA DI SPINACI
CON NOCI E MIRTILLI

31

Tempi di Preparazione: 15 minuti

Tempi di Cottura: Nessuno

Dosi per 4 persone

Ingredienti:

Spinaci freschi (200g)

Noci (50g)

Mirtilli freschi (100g)

Olio d'oliva extravergine (45ml)

Aceto balsamico (30ml)

Sale (5g)

Pepe nero (2g)

Preparazione:

Lavare e asciugare gli spinaci freschi, quindi trasferirli in una ciotola. Aggiungere le noci spezzettate e i mirtilli alla ciotola con gli spinaci. In una ciotola separata, mescolare l'olio d'oliva, l'aceto balsamico, il sale e il pepe per creare la vinaigrette. Condire l'insalata con la vinaigrette preparata e mescolare delicatamente per distribuire il condimento uniformemente. Servire l'insalata su piatti individuali o in una ciotola da portata. Questa insalata è semplice e rapida da preparare, offrendo un piatto fresco e gustoso!

CARPACCIO DI ZUCCHINE CON RICOTTA E POMODORINI

Tempi di Preparazione: 15 minuti

Tempi di Cottura: Nessuno 4.

Dosi per 4 persone

Ingredienti

Zucchine (250g)

Ricotta fresca (150g)

Pomodorini ciliegia (150g)

Olio d'oliva extravergine (45ml)

Succo di limone (15ml)

Sale (5g)

Pepe nero (2g)

Foglie di basilico fresco (per guarnire)

Preparazione:

Tagliare le estremità delle zucchine e affettarle molto sottilmente nel senso della lunghezza usando una mandolina o un pelapatate. Disporre le fette di zucchina su un piatto da portata in uno strato uniforme. In una ciotola, mescolare la ricotta con il succo di limone, il sale e il pepe, ottenendo una crema. - Distribuire la crema di ricotta sulle fette di zucchina. Tagliare i pomodorini ciliegia a metà o a quarti e adagiarli sulla ricotta. Condire il carpaccio con olio d'oliva extravergine e guarnire con foglie di basilico fresco. Servire fresco come antipasto o piatto leggero. Questa ricetta offre un carpaccio leggero e gustoso, perfetto per un pasto estivo o come antipasto raffinato!

BRUSCHETTE INTEGRALI CON POMODORO FRESCO E BASILICO

Tempi di Preparazione: 15 minuti

Tempi di Cottura: 5 minuti

Dosi per 4 persone

Ingredienti

Pane integrale a fette (200g)

Pomodori maturi (250g)

Basilico fresco (una manciata)

Aglio (1 spicchio)

Sale (5g)

Pepe nero (2g)

Olio d'oliva extravergine (45ml)

Preparazione:

Tagliare il pane integrale a fette spesse circa 1 cm e tostarle leggermente su entrambi i lati. Tagliare i pomodori a dadini e metterli in una ciotola. Aggiungere basilico tritato, aglio schiacciato, sale, pepe e olio d'oliva. Mescolare bene. Distribuire il composto di pomodoro sulle fette di pane tostate. Decorare con foglie di basilico fresco prima di servire.

HUMMUS CON BASTONCINI DI VERDURE

Tempi di Preparazione: 10 minuti

Tempi di Cottura: Nessuno

Dosi per 4 persone

Ingredienti

Ceci cotti (400g)

Tahini (pasta di semi di sesamo) (60g)

Succo di limone (30ml)

Olio d'oliva extravergine (45ml)

Aglio (1 spicchio)

Sale (5g)

Pepe nero (2g)

Carote, sedano, peperoni (per servire)

Preparazione:

In un frullatore, unire i ceci scolati e sciacquati, il tahini, il succo di limone, l'olio d'oliva, l'aglio, il sale e il pepe. Frullare fino a ottenere una consistenza liscia e cremosa. Tagliare le carote, il sedano e i peperoni a bastoncini. Servire l'hummus in una ciotola con gli stecchi di verdura disposti intorno come accompagnamento. Queste due ricette sono perfette per un antipasto fresco e sano!

SALMONE AFFUMICATO CON AVOCADO SU CROSTINI INTEGRALI

Tempi di Preparazione: 15 minuti

Tempi di Cottura: Nessuno

Dosi per 4 persone

Ingredienti

Crostini integrali (200g)

Salmone affumicato a fette sottili (150g)

Avocado maturo (1)

Limone (1)

Sale (5g)

Pepe nero (2g)

Olio d'oliva extravergine (30ml)

Preparazione:

Tagliare l'avocado a fette sottili e condirle con succo di limone, sale e pepe. Disporre le fette di salmone affumicato e le fette di avocado sopra i crostini integrali. Spruzzare un filo d'olio d'oliva extravergine sopra ogni crostino prima di servire.

MELONE AVVOLTO NEL PROSCIUTTO MAGRO

Tempi di Preparazione: 10 minuti

Tempi di Cottura: Nessuno

Dosi per 4 persone

Ingredienti

Melone maturo (1)

Prosciutto crudo magro

a fette sottili (150g)

Preparazione:

Tagliare il melone a spicchi e rimuovere i semi. Avvolgere ciascuno spicchio di melone con una fetta di prosciutto crudo magro. Disporre su un piatto da portata e servire.

POLPETTE DI QUINOA CON SALSA ALLO YOGURT GRECO

Tempi di Preparazione: 20 minuti

Tempi di Cottura: 20 minuti

Dosi per 4 persone

Ingredienti

Quinoa cotta (300g)

Uova (2)

Pangrattato integrale (50g)

Cipolla tritata (1)

Prezzemolo tritato (30g)

Sale (5g)

Pepe nero (2g)

Yogurt greco (150g)

Preparazione:

In una ciotola, mescolare la quinoa cotta, le uova, il pangrattato, la cipolla, il prezzemolo, il sale e il pepe. Formare delle polpette. Cuocere le polpette in forno preriscaldato a 180°C per circa 20 minuti o finché saranno dorate. Servire le polpette con uno yogurt greco come salsa.

CAPRESE SKEWERS
CON POMODORINI,
MOZZARELLA E BASILICO

Tempi di Preparazione: 15 minuti

Tempi di Cottura: Nessuno

Dosi per 4 persone

Ingredienti

Pomodorini ciliegia (200g)

Mozzarella (200g)

Basilico fresco (una manciata)

Olio d'oliva extravergine (30ml)

Sale (5g) - Pepe nero (2g)

Preparazione:

Tagliare a metà i pomodorini e tagliare la mozzarella a cubetti. - Comporre gli spiedini alternando un pomodorino, un pezzo di mozzarella e una foglia di basilico. - Condire con olio d'oliva, sale e pepe prima di servire.

GUACAMOLE CON CHIPS INTEGRALI

Tempi di Preparazione: 15 minuti

Tempi di Cottura: 10 minuti

Dosi per 4 persone

Ingredienti

Avocado maturo (2)

Pomodori maturi a dadini (200g)

Cipolla rossa tritata (1)

Coriandolo fresco

 tritato (una manciata)

Succo di lime (30ml)

Sale (5g)

Pepe nero (2g)

Chips integrali (per servire)

Preparazione:

Schiacciare gli avocado in una ciotola e mescolarli con i pomodori a dadini, la cipolla rossa, il coriandolo, il succo di lime, il sale e il pepe. Servire con chips integrali.

INSALATA DI CECI CON TONNO E PREZZEMOLO

47

Tempi di Preparazione: 15 minuti

Tempi di Cottura: Nessuno

Dosi per 4 persone

Ingredienti in grammi:

Ceci cotti (400g)

Tonno sgocciolato (150g)

Prezzemolo fresco

tritato (una manciata)

Limone (1)

Olio d'oliva extravergine (45ml)

Sale (5g)

Pepe nero (2g)

Preparazione:

In una ciotola grande, mescolare i ceci scolati e sciacquati con il tonno sgocciolato, il prezzemolo tritato, il succo di limone, l'olio d'oliva, il sale e il pepe. Mescolare bene e servire fredda.

CROSTINI INTEGRALI CON FORMAGGIO DI CAPRA E MIELE

Tempi di Preparazione: 10 minuti

Tempi di Cottura: 5 minuti

Dosi per 4 persone

Ingredienti

Crostini integrali (200g)

Formaggio di capra (150g)

Miele (30ml)

Preparazione:

Mettere una fetta di formaggio di capra su ogni crostino. Mettere i crostini su una teglia e cuocerli in forno preriscaldato a 180°C per circa 5 minuti o finché il formaggio inizia a fondersi. Togliere dal forno e irrorare ogni crostino con un filo di miele prima di servire.

MELANZANE GRIGLIATE CON SALSA DI POMODORO E BASILICO

Tempi di Preparazione: 15 minuti

Tempi di Cottura: 15 minuti

Dosi per 4 persone

Ingredienti

Melanzane (2)

Pomodori maturi a dadini (250g)

Basilico fresco (una manciata)

Aglio tritato (1 spicchio)

Olio d'oliva extravergine (45ml)

Sale (5g)

Pepe nero (2g)

Preparazione:

Tagliare le melanzane a fette sottili e grigliarle su entrambi i lati. n una padella, scaldare l'olio d'oliva e soffriggere l'aglio. Aggiungere i pomodori a dadini e farli cuocere per 10 minuti. Aggiungere sale e pepe. Servire le fette di melanzane grigliate con la salsa di pomodoro e basilico sopra.

UOVA SODE CON GUACAMOLE

Tempi di Preparazione: 15 minuti

Tempi di Cottura: 10 minuti

Dosi per 4 persone

Ingredienti

Uova (8)

Avocado maturo (2)

Pomodori maturi a dadini (200g)

Coriandolo fresco

tritato (una manciata)

Succo di lime (30ml)

Sale (5g)

Pepe nero (2g)

Preparazione:

Far bollire le uova per circa 8-10 minuti, quindi sbucciarle. Schiacciare gli avocado in una ciotola e mescolarli con i pomodori a dadini, il coriandolo, il succo di lime, il sale e il pepe per fare il guacamole. - Servire le uova sode con una porzione di guacamole.

MINI FRITTATE CON VERDURE A FOGLIA VERDE

Tempi di Preparazione: 20 minuti

Tempi di Cottura: 15 minuti

Dosi per 4 persone

Ingredienti

Uova (6)

Spinaci freschi tritati (200g)

Cavolo riccio tritato (100g)

Cipolla tritata (1)

Formaggio grattugiato (50g)

Olio d'oliva extravergine (45ml)

Sale (5g)

Pepe nero (2g)

Preparazione:

n una padella, far appassire la cipolla, quindi aggiungere gli spinaci e il cavolo riccio e cuocere finché saranno appassiti. In una ciotola, sbattere le uova, aggiungere il formaggio grattugiato, il sale e il pepe. Aggiungere le verdure alle uova sbattute e mescolare. Versare il composto in stampi da muffin e cuocere in forno preriscaldato a 180°C per circa 15 minuti o finché saranno dorati.

INSALATA DI FAGIOLI NERI CON MAIS E AVOCADO

Tempi di Preparazione: 15 minuti

Tempi di Cottura: Nessuno

Dosi per 4 persone

Ingredienti

Fagioli neri cotti (400g)

Mais dolce (150g)

Avocado maturo (2)

Coriandolo fresco

tritato (una manciata)

Succo di lime (30ml)

Olio d'oliva extravergine (45ml)

Sale (5g)

Pepe nero (2g)

Preparazione:

Tagliare gli avocado a dadini e mescolarli con i fagioli neri, il mais, il coriandolo, il succo di lime, l'olio d'oliva, il sale e il pepe. Mescolare bene e servire fredda.

POLPETTINE DI PESCE AL FORNO CON SALSA DI YOGURT AL LIMONE

Tempi di Preparazione: 25 minuti

Tempi di Cottura: 20 minuti

Dosi per 4 persone

Ingredienti

Filetti di pesce (500g)

Pane grattugiato integrale (50g)

Prezzemolo fresco

tritato (una manciata)

Aglio tritato (1 spicchio)

Yogurt greco (150g)

Succo di limone (30ml)

Sale (5g)

Pepe nero (2g)

Preparazione:

Tritare i filetti di pesce e mescolarli con il pane grattugiato, il prezzemolo, l'aglio, il sale e il pepe. - Formare delle polpettine e disporle su una teglia foderata con carta forno Cuocere in forno preriscaldato a 180°C per circa 20 minuti o finché saranno dorate. - Mescolare lo yogurt greco con il succo di limone per preparare la salsa da servire con le polpettine.

TARTINE INTEGRALI CON HUMMUS E POMODORINI

Tempi di Preparazione: 15 minuti

Tempi di Cottura: Nessuno

Dosi per 4 persone

Ingredienti

Fette di pane integrale (200g)

Hummus (150g)

Pomodorini ciliegia (150g)

Olio d'oliva extravergine (30ml)

Sale (5g)

Pepe nero (2g)

Prezzemolo fresco (per guarnire)

Preparazione:

Tostare leggermente le fette di pane integrale. Spalmare l'hummus su ciascuna fetta di pane. Tagliare i pomodorini ciliegia a metà e adagiarli sopra l'hummus. Condire con olio d'oliva, sale, pepe e foglioline di prezzemolo fresco prima di servire.

ROLLATINI DI TACCHINO CON FORMAGGIO MAGRO E SPINACI

Tempi di Preparazione: 20 minuti

Tempi di Cottura: 25 minuti

Dosi per 4 persone

Ingredienti

Fettine di petto di tacchino sottili (400g)

Formaggio magro a fette (150g)

Spinaci freschi (200g)

Olio d'oliva extravergine (45ml)

Aglio tritato (1 spicchio)

Sale (5g)

Pepe nero (2g)

Rosmarino fresco (per guarnire)

Preparazione:

Soffriggere gli spinaci in una padella con aglio e olio d'oliva fino a quando saranno appassiti, quindi scolarli e farli raffreddare. Preparare ciascuna fettina di petto di tacchino con una fetta di formaggio magro e uno strato di spinaci. Arrotolare il tacchino e fissarlo con degli stecchini. Adagiare i rollatini su una teglia, condire con sale, pepe, rosmarino e un filo d'olio d'oliva. Cuocere in forno preriscaldato a 180°C per circa 25 minuti o finché il tacchino sarà dorato.

SFORMATINI DI VERDURE CON PARMIGIANO

Tempi di Preparazione: 20 minuti

Tempi di Cottura: 25 minuti

Dosi per 4 persone

Ingredienti

Zucchine (200g)

Carote (200g)

Parmigiano grattugiato (50g)

Uova (4)

Latte (150ml)

Sale (5g)

Pepe nero (2g)

Burro (per ungere gli stampini)

Preparazione:

Grattugiare finemente le zucchine e le carote. - Mescolare le verdure grattugiate con il parmigiano, le uova, il latte, il sale e il pepe. Ungere degli stampini monoporzione con del burro, versare il composto negli stampini e cuocere in forno preriscaldato a 180°C per circa 25 minuti o finché saranno dorati.

SPIEDINI DI GAMBERI CON SALSA ALLO YOGURT E LIME

Tempi di Preparazione: 15 minuti

Tempi di Cottura: 8 minuti

Dosi per 4 persone

Ingredienti

Gamberi sgusciati e puliti (300g)

Yogurt greco (150g)

Lime (2)

Aglio tritato (1 spicchio)

Sale (5g)

Pepe nero (2g)

Spiedini per barbecue (4)

Preparazione:

In una ciotola, mescolare lo yogurt greco con il succo di lime, l'aglio tritato, il sale e il pepe per la salsa. Infilarne i gamberi puliti su degli spiedini per barbecue. Cuocere gli spiedini di gamberi su una griglia ben calda per circa 3-4 minuti per lato o finché saranno cotti. Servire gli spiedini di gamberi con la salsa allo yogurt e lime.

CREMA DI FAGIOLI BIANCHI CON ROSMARINO E AGLIO SU CROSTINI

Tempi di Preparazione: 15 minuti

Tempi di Cottura: 10 minuti

Dosi per 4 persone

Ingredienti

Fagioli bianchi cotti (400g)

Aglio tritato (2 spicchi)

Rosmarino fresco tritato (una manciata)

Pane integrale a fette (200g)

Olio d'oliva extravergine (45ml)

Sale (5g)

Pepe nero (2g)

Preparazione:

Scaldate un po' d'olio in una padella, aggiungete l'aglio tritato e il rosmarino e fate cuocere per un paio di minuti. Aggiungete i fagioli bianchi scolati e sciacquati e cuocete per altri 5 minuti. Schiacciate leggermente i fagioli con una forchetta o un frullatore ad immersione per ottenere una consistenza cremosa. Tostate le fette di pane integrale, spalmatevi la crema di fagioli e guarnite con un filo d'olio e pepe nero.

SUSHI ROLLS VEGETARIANI CON AVOCADO E CETRIOLO

Tempi di Preparazione: 30 minuti

Tempi di Cottura: Nessuno

Dosi per 4 persone

Ingredienti:

Fogli di alga nori (4)

Riso per sushi (2 tazze)

Aceto di riso (45ml)

Zucchine (1)

Avocado (2)

Cetriolo (1)

Semi di sesamo (per decorare)

Preparazione:

Prepara il riso per sushi seguendo le istruzioni sulla confezione. Una volta cotto, aggiungi l'aceto di riso, lo zucchero e il sale al riso ancora caldo. Lascia raffreddare il riso. Taglia l'avocado a fette sottili e il cetriolo lungo a bastoncini della lunghezza del nori. Posiziona un foglio di alga nori sulla tua superficie di lavoro, con il lato ruvido rivolto verso l'alto. Distribuisci uniformemente il riso sulla metà inferiore del foglio di alga nori, lasciando uno spazio vuoto di circa 2 cm dal bordo inferiore. Aggiungi una striscia di avocado e cetriolo sulla parte superiore del riso. Arrotola il sushi iniziando dal lato inferiore, aiutandoti con una stuoia di bambù o con le mani umide, avvolgendo il nori attorno al ripieno e sigillando il bordo umido. Ripeti il processo con gli altri fogli di alga nori e ingredienti. Taglia i rotoli di sushi con un coltello affilato in pezzi delle dimensioni desiderate. Servi i Sushi Rolls Vegetariani con Avocado e Cetriolo con un lato di salsa di soia e wasabi.

INSALATA DI AVOCADO E QUINOA

Tempi di Preparazione: 20 minuti

Tempi di Cottura: 15 minuti

Dosi per 4 persone

Ingredienti

Quinoa (200g)

Avocado maturo (2)

Pomodorini ciliegia (150g)

Menta fresca (una manciata)

Succo di limone (30ml)

Olio d'oliva extravergine (45ml)

Sale (5g)

Pepe nero (2g)

Preparazione:

Cuocere la quinoa seguendo le istruzioni
sulla confezione, quindi lasciarla
raffreddare. Tagliare a cubetti gli avocado e i
pomodorini, e tritare finemente la menta. In
una ciotola grande, mescolare la quinoa
cotta, gli avocado, i pomodorini e la menta.
Condire con succo di limone, olio d'oliva,
sale e pepe.

FUNGHI RIPIENI CON RICOTTA E ERBE AROMATICHE

Tempi di Preparazione: 15 minuti

Tempi di Cottura: 20 minuti

Dosi per 4 persone

Ingredienti:

Funghi champignon grandi (8)

Ricotta fresca (200g)

Erbe aromatiche miste tritate (prezzemolo, timo, rosmarino) (una manciata)

Aglio tritato (1 spicchio)

Olio d'oliva extravergine (45ml)

Sale (5g)

Pepe nero (2g)

Preparazione:

Pulire accuratamente i funghi e rimuovere i gambi. In una ciotola, mescolare la ricotta con le erbe aromatiche, l'aglio, sale e pepe. Riempire i funghi con il composto di ricotta e adagiarli su una teglia. Condire i funghi con olio d'oliva e cuocere in forno preriscaldato a 180°C per circa 20 minuti o finché saranno dorati.

POMODORINI CILIEGIA RIPIENI DI TONNO

Tempi di Preparazione: 15 minuti

Tempi di Cottura: Nessuno

Dosi per 4 persone

Ingredienti

Pomodorini ciliegia (200g)

Tonno sgocciolato sott'olio (150g)

Prezzemolo fresco tritato (una manciata)

Succo di limone (30ml)

Olio d'oliva extravergine (45ml)

Sale (5g)

Pepe nero (2g)

Preparazione:

Tagliare la parte superiore dei pomodorini e rimuovere i semi. In una ciotola, mescolare il tonno sgocciolato, il prezzemolo, il succo di limone, sale e pepe. Riempire i pomodorini con il composto di tonno e adagiarli su un piatto da portata. Condire con un filo d'olio d'oliva e servire.

BRUSCHETTE CON PESTO DI BASILICO E POMODORINI

Tempi di Preparazione: 15 minuti

Tempi di Cottura: 5 minuti

Dosi per 4 persone

Ingredienti:

Pane rustico a fette (200g)

Pomodorini ciliegia (150g)

Pesto di basilico (100g)

Olio d'oliva extravergine (45ml)

Sale (5g)

Pepe nero (2g)

Preparazione:

Tostare le fette di pane in forno o su una griglia finché saranno croccanti. Tagliare i pomodorini a metà. Spalmare il pesto di basilico sulle fette di pane tostate. Adagiare i pomodorini sul pesto, condire con olio d'oliva, sale e pepe prima di servire.

GRISSINI INTEGRALI CON PROSCIUTTO CRUDO

Tempi di Preparazione: 15 minuti

Tempi di Cottura: 15 minuti

Dosi per 4 persone

Ingredienti

Grissini integrali (12)

Prosciutto crudo (100g)

Rucola fresca (una manciata)

Olio d'oliva extravergine (30ml)

Pepe nero (2g)

Preparazione:

Avvolgere ciascun grissino con una fetta di prosciutto crudo. Disporre la rucola su un piatto da portata e irrorare con un filo d'olio d'oliva e pepe nero. Disporre i grissini avvolti nel prosciutto crudo sopra la rucola e servire.

POLPETTE DI LENTICCHIE CON SALSA DI POMODORO

Tempi di Preparazione: 20 minuti

Tempi di Cottura: 25 minuti

Dosi per 4 persone

Ingredienti

Lenticchie lessate (400g)

Pane grattugiato integrale (50g)

Uova (2)

Cipolla tritata (1)

Aglio tritato (1 spicchio)

Prezzemolo fresco tritato (una manciata)

Passata di pomodoro (500ml)

Olio d'oliva extravergine (45ml)

Sale (5g) , Pepe nero (2g)

Preparazione:

In una ciotola, schiacciare le lenticchie lessate e mescolarle con il pane grattugiato, le uova, la cipolla, l'aglio, il prezzemolo, sale e pepe. Formare delle polpette con il composto ottenuto. In una padella, scaldare l'olio d'oliva, aggiungere la passata di pomodoro e far cuocere per alcuni minuti. Aggiungere le polpette di lenticchie nella salsa di pomodoro e cuocere per circa 20-25 minuti o finché saranno ben cotte.

GUACAMOLE CON PEZZETTI DI MELONE

Tempi di Preparazione: 15 minuti

Tempi di Cottura: Nessuno

Dosi per 4 persone

Ingredienti

Avocado maturo (2)

Melone a cubetti (200g)

Pomodoro maturo a dadini (1)

Cipolla rossa tritata (1)

Coriandolo fresco

tritato (una manciata)

Succo di lime (30ml)

Sale (5g)

Pepe nero (2g)

Preparazione:

Schiacciare gli avocado in una ciotola e aggiungere il melone a cubetti, il pomodoro, la cipolla rossa, il coriandolo, il succo di lime, il sale e il pepe. Mescolare bene tutti gli ingredienti fino a ottenere una consistenza omogenea. Servire il guacamole con pezzetti di melone come contorno.

CARCIOFI GRIGLIATI CON SALSA DI LIMONE E PREZZEMOLO

Tempi di Preparazione: 20 minuti

Tempi di Cottura: 15 minuti

Dosi per 4 persone

Ingredienti

Carciofi interi (4)

Limone (2)

Prezzemolo fresco

tritato (una manciata)

Aglio tritato (1 spicchio)

Olio d'oliva extravergine (45ml)

Sale (5g) - Pepe nero (2g)

Preparazione:

Pulire i carciofi eliminando le foglie esterne e tagliando via le punte. Cuocere in acqua bollente con succo di limone per 10 minuti. Tagliare i carciofi a metà e grigliarli su una griglia ben calda per circa 5-7 minuti per lato. Mescolare il succo dei limoni rimasti con l'aglio, il prezzemolo, l'olio d'oliva, il sale e il pepe per creare la salsa. Servire i carciofi grigliati con la salsa preparata.

INSALATA DI MARE

Tempi di Preparazione: 20 minuti

Tempi di Cottura: 10 minuti

Dosi per 4 persone

Ingredienti

Frutti di mare misti surgelati (500g)

Pomodorini ciliegia a metà (200g)

Sedano tritato (1 gambo)

Prezzemolo fresco tritato (una manciata)

Succo di limone (30ml)

Olio d'oliva extravergine (45ml)

Sale (5g)

Pepe nero (2g)

Preparazione:

Cuocere i frutti di mare seguendo le istruzioni sulla confezione, quindi lasciarli raffreddare. In una ciotola grande, mescolare i frutti di mare con i pomodorini, il sedano, il prezzemolo, il succo di limone, l'olio d'oliva, il sale e il pepe Mescolare bene tutti gli ingredienti e lasciare riposare in frigorifero per almeno 30 minuti prima di servire.

FRITTELLE DI ZUCCHINE E CAROTE

Tempi di Preparazione: 25 minuti

Tempi di Cottura: 15 minuti

Dosi per 4 persone

Ingredienti:

Zucchine grattugiate Carote grattugiate (2)

Uova (2)

Farina integrale (50g)

Parmigiano grattugiato (50g)

Prezzemolo fresco

tritato (una manciata)

Sale (5g)

Pepe nero (2g)

Olio d'oliva extravergine (45ml)

Preparazione:

In una ciotola, mescolare le zucchine e le carote grattugiate, le uova, la farina, il parmigiano, il prezzemolo, il sale e il pepe. Scaldare l'olio d'oliva in una padella antiaderente. Formare delle frittelle con il composto preparato e cuocerle in padella da entrambi i lati finché saranno dorate. Scolare le frittelle su carta assorbente e servirle calde.

INSALATA GRECA

Tempi di Preparazione: 15 minuti

Tempi di Cottura: Nessuno

Dosi per 4 persone

Ingredienti

Pomodori maturi a dadini (4)

Cetrioli a dadini (2)

Peperoni verdi a dadini (1)

Olive nere snocciolate (100g)

Feta a dadini (150g)

Origano secco (una manciata)

Olio d'oliva extravergine (45ml)

Succo di limone (30ml)

Sale (5g)

Pepe nero (2g)

Preparazione:

In una ciotola grande, mescolare i pomodori, i cetrioli, i peperoni, le olive, la feta e l'origano. Condire con olio d'oliva, succo di limone, sale e pepe. Mescolare bene tutti gli ingredienti e lasciare riposare in frigorifero per almeno 30 minuti prima di servire.

CROSTINI CON PATÉ DI OLIVE

Tempi di Preparazione: 10 minuti

Tempi di Cottura: 5 minuti

Dosi per 4 persone

Ingredienti

Olive nere snocciolate (150g)

Acciughe sott'olio (50g)

Capperi (25g)

Aglio tritato (1 spicchio)

Olio d'oliva extravergine (45ml)

Pane rustico a fette (200g)

Sale (5g)

Pepe nero (2g)

Preparazione:

Frullare le olive, le acciughe, i capperi, l'aglio, l'olio d'oliva, il sale e il pepe fino a ottenere una consistenza cremosa. Tostare le fette di pane in forno o su una griglia finché saranno croccanti. Spalmare il paté di olive sulle fette di pane tostate e servire come antipasto.

MOUSSE DI TONNO CON CRACKERS

Tempi di Preparazione: 10 minuti

Tempi di Cottura: Nessuno

Dosi per 4 persone

Ingredienti

Tonno sott'olio sgocciolato (200g)

Yogurt greco (100g)

Succo di limone (30ml)

Prezzemolo fresco

tritato (una manciata)

Sale (5g)

Pepe nero (2g)

Crackers (per servire)

Preparazione

In un mixer, combinare il tonno sgocciolato, lo yogurt greco, il succo di limone, il prezzemolo, il sale e il pepe. Frullare il tutto fino a ottenere una consistenza cremosa. Trasferire la mousse di tonno in una ciotola e servire con i crackers.

ROLLATINI DI ZUCCHINE E PROSCIUTTO COTTO

Tempi di Preparazione: 20 minuti

Tempi di Cottura: 15 minuti

Dosi per 4 persone

Ingredienti

Zucchine tagliate a fette sottili (4)

Prosciutto cotto a fette (8)

Formaggio spalmabile (100g)

Olio d'oliva extravergine (45ml)

Sale (5g)

Pepe nero (2g)

Preparazione:

Grigliare le fette di zucchine su entrambi i lati finché saranno tenere ma non troppo morbide. Stendere una fetta di prosciutto cotto su ogni fetta di zucchina. Spalmare il formaggio spalmabile sul prosciutto e arrotolare le fette di zucchine. Adagiare i rollatini su una teglia, condire con olio d'oliva, sale e pepe, e cuocere in forno preriscaldato a 180°C per circa 15 minuti o finché saranno leggermente dorati. Queste ricette sono perfette per un antipasto o un buffet di finger food!

CARPACCIO DI BARBABIETOLA CON FORMAGGIO DI CAPRA

Tempi di Preparazione: 15 minuti

Tempi di Cottura: Nessuno

Dosi per 4 persone

Ingredienti

Barbabietole rosse (2)

Formaggio di capra (150g)

Rucola fresca (una manciata)

Noci tritate (50g)

Olio d'oliva extravergine (45ml)

Succo di limone (30ml)

Sale (5g)

Pepe nero (2g)

Preparazione:

Pelare le barbabietole e tagliarle a fette
sottili con l'aiuto di una mandolina.
Disporre le fette di barbabietola su un piatto
da portata. Sbriciolare il formaggio di capra
sopra le barbabietole, aggiungere la rucola e
le noci tritate. Condire con olio d'oliva,
succo di limone, sale e pepe prima di servire.

CROSTINI CON HUMMUS DI CECI

Tempi di Preparazione: 10 minuti

Tempi di Cottura: Nessuno

Dosi per 4 persone

Ingredienti:

Ceci cotti (400g)

Tahini (pasta di semi di sesamo) (60g)

Aglio tritato (1 spicchio)

Succo di limone (30ml)

Olio d'oliva extravergine (45ml)

Sale (5g)

Pepe nero (2g)

Pane rustico a fette (200g)

Preparazione:

In un mixer, frullare i ceci cotti, il tahini, l'aglio, il succo di limone, l'olio d'oliva, il sale e il pepe fino a ottenere una crema omogenea. Tostare le fette di pane in forno o su una griglia finché saranno croccanti. Spalmare l'hummus di ceci sulle fette di pane tostate e servire come antipasto.

GAMBERI ALLA GRIGLIA CON SALSA DI LIMONE E AGLIO

Tempi di Preparazione: 15 minuti

Tempi di Cottura: 5 minuti

Dosi per 4 persone 5.

Ingredienti

Gamberi sgusciati (500g)

Aglio tritato (2 spicchi)

Succo di limone (30ml)

Prezzemolo fresco

tritato (una manciata)

Olio d'oliva extravergine (45ml)

Sale (5g)

Pepe nero (2g)

Preparazione:

In una ciotola grande, marinare i gamberi con l'aglio, il succo di limone, il prezzemolo, l'olio d'oliva, sale e pepe per circa 10 minuti. Scaldare una griglia e cuocere i gamberi marinati per 2-3 minuti per lato o finché saranno ben cotti. Servire i gamberi con una spruzzata di succo di limone aggiuntivo e prezzemolo fresco.

INVOLTINI DI MELANZANE CON RICOTTA E SPINACI

Tempi di Preparazione: 30 minuti

Tempi di Cottura: 15 minuti

Dosi per 4 persone

Ingredienti

Melanzane a fette sottili (2)

Ricotta fresca (200g)

Spinaci freschi (200g)

Parmigiano grattugiato (50g)

Uovo (1)

Olio d'oliva extravergine (45ml)

Sale (5g)

Pepe nero (2g)

Preparazione:

Grigliare le fette di melanzane su entrambi i lati finché saranno tenere ma non troppo morbide. In una ciotola, mescolare la ricotta, gli spinaci cotti e strizzati, il parmigiano, l'uovo, sale e pepe. Distribuire un po' di ripieno su ciascuna fetta di melanzana e arrotolarle. Disporre gli involtini in una teglia, cospargerli con un filo d'olio d'oliva e cuocere in forno preriscaldato a 180°C per circa 15 minuti o finché saranno dorati. Queste ricette sono ricche di sapore e perfette per un antipasto o un pasto leggero!

RICETTE
PRIMI PIATTI

ZUPPA DI LENTICCHIE CON VERDURE A FOGLIA VERDE

Tempi di Preparazione: 15 minuti

Tempi di Cottura: 40 minuti

Dosi per 4 persone

Ingredienti

Lenticchie secche (200g)

Carote a dadini (2)

Sedano a dadini (1 gambo)

Cipolla tritata (1)

Pomodori a dadini (2)

Brodo vegetale (1 litro)

Spinaci freschi (200g)

Olio d'oliva extravergine (45ml)

Sale (5g)

Pepe nero (2g)

Preparazione:

In una pentola, scaldare l'olio d'oliva e soffriggere la cipolla, le carote, il sedano e i pomodori per alcuni minuti. Aggiungere le lenticchie e il brodo vegetale, portare ad ebollizione, ridurre il fuoco e lasciar cuocere per circa 30-35 minuti finché le lenticchie saranno morbide. Aggiungere gli spinaci freschi, cuocere per altri 5 minuti, quindi condire con sale e pepe prima di servire.

SPAGHETTI INTEGRALI CON PESTO DI BASILICO E POMODORINI

Tempi di Preparazione: 15 minuti

Tempi di Cottura: 10 minuti

Dosi per 4 persone

Ingredienti

Spaghetti integrali (400g)

Basilico fresco (una manciata)

Pomodorini ciliegia (200g)

Noci (50g) - Aglio (1 spicchio)

Parmigiano grattugiato (50g)

Olio d'oliva extravergine (45ml)

Sale (5g)

Pepe nero (2g)

Preparazione:

Lessare gli spaghetti integrali in acqua salata seguendo le istruzioni sulla confezione. Nel frattempo, frullare il basilico, i pomodorini, le noci, l'aglio, il parmigiano, l'olio d'oliva, sale e pepe fino a ottenere un pesto omogeneo. Scolare gli spaghetti cotti, condire con il pesto preparato e mescolare bene prima di servire.

RISOTTO INTEGRALE CON FUNGHI E ZAFFERANO

Tempi di Preparazione: 10 minuti

Tempi di Cottura: 30 minuti

Dosi per 4 persone

Ingredienti

Riso integrale (300g)

Funghi misti (200g)

Cipolla tritata (1)

Brodo vegetale (1 litro)

Zafferano in pistilli (una bustina)

Olio d'oliva extravergine (45ml)

Vino bianco secco (60ml)

Parmigiano grattugiato (50g)

Sale (5g) Pepe nero (2g)

Preparazione:

In una pentola, soffriggere la cipolla nell'olio d'oliva finché sarà trasparente. Aggiungere i funghi tagliati a fette e cuocere finché saranno dorati. Aggiungere il riso integrale e tostare per qualche minuto, quindi sfumare con il vino bianco. Aggiungere gradualmente il brodo vegetale caldo, mescolando di tanto in tanto, finché il riso sarà cotto al dente. Aggiungere lo zafferano, il parmigiano grattugiato, sale e pepe, mescolare bene e lasciare riposare per qualche minuto prima di servire.

PASTA DI GRANO SARACENO CON SALSA DI POMODORO E MELANZANE

Tempi di Preparazione: 15 minuti

Tempi di Cottura: 30 minuti

Dosi per 4 persone

Ingredienti

Pasta di grano saraceno (400g)

Melanzane a dadini (2)

Pomodori a dadini (4)

Cipolla tritata (1)

Aglio tritato (2 spicchi)

Passata di pomodoro (400ml)

Basilico fresco (una manciata)

Olio d'oliva extravergine (45ml)

Sale (5g)

Pepe nero (2g)

Preparazione:

In una padella capiente, scaldare l'olio d'oliva e soffriggere la cipolla e l'aglio fino a doratura. Aggiungere le melanzane a dadini e cuocere finché saranno morbide. Aggiungere i pomodori a dadini, la passata di pomodoro, sale, pepe e basilico. Cuocere a fuoco medio-basso per circa 20-25 minuti finché la salsa si sarà addensata. Nel frattempo, lessare la pasta di grano saraceno in acqua salata seguendo le istruzioni sulla confezione. Scolare la pasta cotta, condirla con la salsa di pomodoro e melanzane preparata e servire calda.

MINESTRONE DI VERDURE CON FARRO

Tempi di Preparazione: 20 minuti

Tempi di Cottura: 40 minuti

Dosi per 4 persone

Ingredienti:

Farro (200g)

Carote a dadini (2)

Sedano a dadini (2 gambi)

Patate a dadini (2)

Cipolla tritata (1)

Zucchine a dadini (2)

Pomodori a dadini (2)

Brodo vegetale (1,5 litri)

Olio d'oliva extravergine (45ml)

Prezzemolo fresco tritato (una manciata)

Sale (5g) Pepe nero (2g)

Preparazione:

In una pentola capiente, scaldare l'olio d'oliva e soffriggere la cipolla finché sarà trasparente. Aggiungere tutte le verdure tagliate a dadini e farle cuocere per alcuni minuti. Aggiungere il farro e il brodo vegetale, portare a ebollizione, ridurre il fuoco e lasciar cuocere per circa 30-35 minuti o finché il farro e le verdure saranno morbide. Condire con sale, pepe, prezzemolo fresco e servire.

FARRO FREDDO CON POMODORINI, CETRIOLI E FETA

Tempi di Preparazione: 15 minuti

Tempi di Cottura: 20 minuti

Dosi per 4 persone

Ingredienti:

Farro (300g)

Pomodorini ciliegia tagliati a metà (200g)

Cetrioli a dadini (2)

Feta a dadini (150g)

Olive nere snocciolate (50g)

Basilico fresco (una manciata)

Olio d'oliva extravergine (45ml)

Succo di limone (30ml) - Sale (5g)

Pepe nero (2g)

Preparazione:

Cuocere il farro in acqua salata seguendo le istruzioni sulla confezione, quindi scolarlo e lasciarlo raffreddare. In una ciotola grande, mescolare il farro freddo con i pomodorini, i cetrioli, la feta, le olive nere e il basilico fresco. Condire con olio d'oliva, succo di limone, sale e pepe. Mescolare bene tutti gli ingredienti e servire freddo.

ZUCCHINE RIPIENE DI QUINOA E VERDURE

Tempi di Preparazione: 20 minuti

Tempi di Cottura: 30 minuti

Dosi per 4 persone

Ingredienti

Zucchine (4)

Quinoa cotta (200g)

Pomodori a dadini (2)

Peperoni a dadini (1)

Cipolla tritata (1)

Aglio tritato (2 spicchi)

Formaggio grattugiato (50g)

Prezzemolo fresco tritato (una manciata)

Olio d'oliva extravergine (45ml)

Sale (5g) Pepe nero (2g)

Preparazione:

Tagliare le zucchine a metà per lungo e svuotarle delicatamente con un cucchiaino. - In una padella, scaldare l'olio d'oliva e soffriggere la cipolla e l'aglio finché saranno dorati. Aggiungere i pomodori, i peperoni, la quinoa cotta, il formaggio grattugiato, il prezzemolo, sale e pepe. Mescolare bene. Riempire le zucchine con il composto preparato e disporle in una teglia da forno. Cuocere in forno preriscaldato a 180°C per circa 25-30 minuti o finché le zucchine saranno tenere.

LASAGNE INTEGRALI CON SPINACI E RICOTTA

Tempi di Preparazione: 30 minuti

Tempi di Cottura: 40 minuti

Dosi per 4 persone

Ingredienti

Lasagne integrali secche (12 fogli)

Spinaci freschi (300g)

Ricotta fresca (300g)

Parmigiano grattugiato (100g)

Pomodoro passata (500ml)

Cipolla tritata (1)

Aglio tritato (2 spicchi)

Olio d'oliva extravergine (45ml)

Sale (5g) Pepe nero (2g)

Preparazione:

In una padella, soffriggere la cipolla e l'aglio nell'olio d'oliva fino a doratura. Aggiungere gli spinaci freschi lavati e farli appassire. In una ciotola, mescolare la ricotta con il parmigiano grattugiato, sale e pepe. In una teglia da forno, alternare strati di pomodoro passata, fogli di lasagna, spinaci, e crema di ricotta, terminando con un ultimo strato di pomodoro passata. Cuocere in forno preriscaldato a 180°C per circa 30-35 minuti o finché le lasagne saranno ben cotte.

RISO INTEGRALE CON GAMBERI E VERDURE

Tempi di Preparazione: 20 minuti

Tempi di Cottura: 30 minuti

Dosi per 4 persone

Ingredienti

Riso integrale (300g)

Gamberi sgusciati (300g)

Peperoni a dadini (1)

Zucchine a dadini (2)

Carote a dadini (2)

 Cipolla tritata (1)

Aglio tritato (2 spicchi)

Brodo vegetale (700ml)

Olio d'oliva extravergine (45ml)

Prezzemolo fresco tritato (una manciata)

Sale (5g) Pepe nero (2g)

Preparazione:

In una pentola capiente, scaldare l'olio d'oliva e soffriggere la cipolla e l'aglio finché saranno dorati. Aggiungere le verdure a dadini (peperoni, zucchine, carote) e farle rosolare. Aggiungere il riso integrale e farlo tostare leggermente. Aggiungere gradualmente il brodo vegetale caldo, mescolando di tanto in tanto. Quando il riso è quasi cotto, aggiungere i gamberi sgusciati e continuare la cottura finché il riso sarà al dente e i gamberi saranno rosa e ben cotti. Condire con sale, pepe, prezzemolo fresco e servire caldo.

GNOCCHI DI PATATE DOLCI CON SALSA DI POMODORO E BASILICO

Tempi di Preparazione: 40 minuti

Tempi di Cottura: 20 minuti

Dosi per 4 persone

Ingredienti

Gnocchi di patate dolci (500g)

Pomodori maturi a dadini (4)

Aglio tritato (2 spicchi)

Basilico fresco (una manciata)

Olio d'oliva extravergine (45ml)

Sale (5g)

Pepe nero (2g)

Formaggio grattugiato (per guarnire)

Preparazione:

Lessare gli gnocchi di patate dolci in acqua salata seguendo le istruzioni sulla confezione. In una padella, scaldare l'olio d'oliva e soffriggere l'aglio finché sarà dorato. Aggiungere i pomodori a dadini, sale e pepe. Far cuocere per circa 10-15 minuti a fuoco medio-basso finché i pomodori si disfano e si forma una salsa densa. -Aggiungere il basilico fresco tritato alla salsa di pomodoro. Scolare gli gnocchi cotti, condirli con la salsa di pomodoro preparata e servirli caldi con una spolverata di formaggio grattugiato.

PENNE INTEGRALI CON PESTO DI RUCOLA E NOCI

Tempi di Preparazione: 15 minuti

Tempi di Cottura: 10 minuti

Dosi per 4 persone

Ingredienti

Penne integrali (400g)

Rucola fresca (150g)

Noci (50g)

Parmigiano grattugiato (50g)

Aglio tritato (1 spicchio)

Olio d'oliva extravergine (45ml)

Sale (5g) - Pepe nero (2g)

Preparazione:

Lessare le penne integrali in acqua salata seguendo le istruzioni sulla confezione. Nel frattempo, in un mixer, frullare la rucola, le noci, il parmigiano, l'aglio, l'olio d'oliva, sale e pepe fino a ottenere una crema. Scolare le penne e mescolarle con il pesto di rucola e noci preparato. Aggiungere un po' di acqua di cottura della pasta se necessario per amalgamare bene il condimento.

RISOTTO CON ASPARAGI E LIMONE

Tempi di Preparazione: 15 minuti

Tempi di Cottura: 30 minuti

Dosi per 4 persone

Ingredienti

Riso Arborio o Carnaroli (300g)

Asparagi tagliati a pezzetti (200g)

Brodo vegetale (1,2 litri)

Cipolla tritata (1)

Burro (30g)

Parmigiano grattugiato (50g)

Scorza grattugiata di limone (da un limone)

Succo di limone (30ml)

Olio d'oliva extravergine (45ml)

Sale (5g) - Pepe nero (2g)

Preparazione:

In una pentola, soffriggere la cipolla nell'olio d'oliva e aggiungere gli asparagi. Farli cuocere per qualche minuto. Aggiungere il riso e farlo tostare leggermente. Aggiungere gradualmente il brodo vegetale caldo, mescolando di tanto in tanto. Quando il riso è quasi cotto, aggiungere la scorza grattugiata e il succo di limone, quindi continuare la cottura finché il riso sarà al dente. Mantecare il risotto con il burro, il parmigiano grattugiato, sale e pepe. Servire caldo, eventualmente guarnendo con un po' di scorza di limone aggiuntiva.

SPAGHETTI DI ZUCCHINE CON SALSA DI POMODORO FRESCO

Tempi di Preparazione: 15 minuti

Tempi di Cottura: 15 minuti

Dosi per 4 persone

Ingredienti

Zucchine (4)

Pomodori maturi a dadini (4)

Aglio tritato (2 spicchi)

Basilico fresco (una manciata)

Olio d'oliva extravergine (45ml)

Sale (5g)

Pepe nero (2g)

Preparazione:

Utilizzando un pelapatate o una mandolina, taglia le zucchine a strisce lunghe e sottili, simili a spaghetti. In una padella, scaldare l'olio d'oliva e soffriggere l'aglio fino a doratura. Aggiungere i pomodori a dadini, sale e pepe. Far cuocere per circa 10-15 minuti a fuoco medio-basso finché i pomodori si disfano e si forma una salsa densa. Aggiungere il basilico fresco tritato alla salsa di pomodoro. In una seconda padella, scaldare un po' d'olio e saltare gli spaghetti di zucchine per 2-3 minuti. - Servire gli spaghetti di zucchine con la salsa di pomodoro fresco preparata.

MINESTRA DI CECI CON PASTA INTEGRALE

Tempi di Preparazione: 15 minuti

Tempi di Cottura: 25 minuti

Dosi per 4 persone

Ingredienti

Ceci precotti (500g)

Pasta integrale a piacere (150g)

Brodo vegetale (1 litro)

Cipolla tritata (1)

Carote a dadini (2)

Sedano a dadini (2 gambi)

Aglio tritato (2 spicchi)

Olio d'oliva extravergine (45ml)

Prezzemolo fresco tritato (una manciata)

Sale (5g) - Pepe nero (2g)

Preparazione:

In una pentola, soffriggere la cipolla, le carote, il sedano e l'aglio nell'olio d'oliva fino a doratura. Aggiungere i ceci precotti e il brodo vegetale. Far cuocere per circa 15-20 minuti a fuoco medio. Aggiungere la pasta integrale e far cuocere seguendo i tempi indicati sulla confezione della pasta. Aggiustare di sale e pepe, cospargere con il prezzemolo fresco tritato e servire la minestra calda.

QUINOA CON VERDURE GRIGLIATE

Tempi di Preparazione: 15 minuti

Tempi di Cottura: 20 minuti

Dosi per 4 persone

Ingredienti

Quinoa (300g)

Zucchine a fette sottili (2)

Melanzane a fette sottili (1)

Peperoni a fette (2)

Cipolla rossa a fette sottili (1)

Olio d'oliva extravergine (45ml)

Succo di limone (30ml)

Prezzemolo fresco tritato (una manciata)

Sale (5g) - Pepe nero (2g)

Preparazione:

Cuocere la quinoa in acqua seguendo le istruzioni sulla confezione. Scolarla e lasciarla raffreddare. Spennellare le fette di verdure con olio d'oliva, quindi grigliarle finché saranno tenere e leggermente dorati. - In una ciotola grande, mescolare la quinoa con le verdure grigliate, il succo di limone, il prezzemolo fresco tritato, sale e pepe. Servire la quinoa con verdure grigliate come contorno o piatto principale

FRITTATA DI SPAGHETTI DI ZUCCHINE

Tempi di Preparazione: 15 minuti

Tempi di Cottura: 15 minuti

Dosi per 4 persone

Ingredienti

Spaghetti di zucchine (400g)

Uova (6)

Formaggio grattugiato (50g)

Prezzemolo fresco

tritato (una manciata)

Sale (5g) - Pepe nero (2g)

Olio d'oliva extravergine (45ml)

Preparazione:

In una ciotola, sbattere le uova con il formaggio grattugiato, il prezzemolo fresco tritato, sale e pepe. In una padella antiaderente, scalda un po' d'olio d'oliva e aggiungi gli spaghetti di zucchine. Lasciali cucinare per alcuni minuti finché saranno teneri. Aggiungi le uova sbattute sopra gli spaghetti di zucchine in padella e cuoci la frittata a fuoco medio-basso finché sarà dorata su entrambi i lati. Servi la frittata tagliata a spicchi.

PASTA INTEGRALE CON BROCCOLI E ACCIUGHE

Tempi di Preparazione: 15 minuti

Tempi di Cottura: 20 minuti

Dosi per 4 persone

Ingredienti

Pasta integrale (400g)

Broccoli tagliati a cimette (300g)

Acciughe sott'olio (6-8 filetti)

Aglio tritato (2 spicchi)

Peperoncino rosso tritato (1)

Olio d'oliva extravergine (45ml)

Prezzemolo fresco tritato (una manciata)

Sale (5g) - Pepe nero (2g)

Preparazione:

Lessa la pasta integrale in acqua salata seguendo le istruzioni sulla confezione. In una padella, scalda l'olio d'oliva e soffriggi l'aglio e il peperoncino. - Aggiungi i broccoli tagliati a cimette e cuoci finché saranno teneri ma croccanti. Aggiungi gli acciughe sott'olio, sale, pepe e prezzemolo fresco tritato. Lascia cuocere per qualche minuto. Scola la pasta e uniscila alla padella con i broccoli e le acciughe. Mescola bene e servi.

COUSCOUS CON VERDURE ARROSTO

Tempi di Preparazione: 15 minuti

Tempi di Cottura: 20 minuti

Dosi per 4 persone

Ingredienti

Couscous (300g)

Zucchine a dadini (2)

Melanzane a dadini (1)

Peperoni a dadini (2)

Cipolla a dadini (1)

Pomodori a dadini (2)

Olive nere snocciolate (50g)

Olio d'oliva extravergine (45ml)

Origano secco (una manciata)

Sale (5g) - Pepe nero (2g)

Preparazione:

Prepara il couscous seguendo le istruzioni sulla confezione. In una teglia da forno, disponi le verdure a dadini (zucchine, melanzane, peperoni, cipolla, pomodori) e le olive. Condisci con olio d'oliva, origano, sale e pepe. Cuoci in forno preriscaldato a 200°C per circa 15-20 minuti o finché le verdure saranno tenere e leggermente dorati. Mescola il couscous con le verdure arrosto e servi.

RAVIOLI INTEGRALI CON RICOTTA E SPINACI

Tempi di Preparazione: 30 minuti

Tempi di Cottura: 5 minuti

Dosi per 4 persone

Ingredienti

Ravioli integrali (500g)

Ricotta fresca (250g)

Spinaci freschi (200g)

Parmigiano grattugiato (50g)

Noce moscata (una grattugiata)

Sale (5g)

Pepe nero (2g)

Preparazione:

Lessa i ravioli integrali in acqua salata seguendo le istruzioni sulla confezione. In una padella, soffriggi leggermente gli spinaci freschi fino a quando saranno appassiti. In una ciotola, mescola la ricotta fresca con gli spinaci cotti, il parmigiano grattugiato, la noce moscata, sale e pepe. Farcisci i ravioli con questo composto. Scola i ravioli cotti e condiscili con un filo d'olio d'oliva e una spolverata di parmigiano grattugiato.

TAGLIATELLE DI GRANO DURO CON SALSA DI POMODORO E OLIVE

Tempi di Preparazione: 10 minuti

Tempi di Cottura: 20 minuti

Dosi per 4 persone

Ingredienti

Tagliatelle di grano duro (400g)

Pomodori maturi a dadini (4)

Olive nere snocciolate (100g)

Aglio tritato (2 spicchi)

Basilico fresco (una manciata)

Olio d'oliva extravergine (45ml)

Sale (5g) - Pepe nero (2g)

Preparazione:

Lessa le tagliatelle di grano duro in acqua salata seguendo le istruzioni sulla confezione. In una padella, scaldare l'olio d'oliva e soffriggere l'aglio fino a doratura. Aggiungere i pomodori a dadini, le olive nere, sale e pepe. Far cuocere per circa 10-15 minuti a fuoco medio-basso finché i pomodori si disfano e si forma una salsa densa. Aggiungere il basilico fresco tritato alla salsa di pomodoro e olive. Scolare le tagliatelle e condire con la salsa preparata.

INSALATA DI FARRO CON POMODORINI E BASILICO

Tempi di Preparazione: 15 minuti

Tempi di Cottura: 20 minuti

Dosi per 4 persone

Ingredienti

Farro (300g)

Pomodorini ciliegia (200g)

Basilico fresco (una manciata)

Succo di limone (30ml)

Olio d'oliva extravergine (45ml)

Sale (5g) - Pepe nero (2g)

Preparazione:

Lessa il farro in acqua salata seguendo le istruzioni sulla confezione. Scolalo e lascialo raffreddare. Taglia i pomodorini ciliegia a metà. In una ciotola grande, mescola il farro con i pomodorini ciliegia, il basilico fresco tritato, il succo di limone, l'olio d'oliva, sale e pepe. Lascia riposare l'insalata di farro in frigorifero per almeno 30 minuti prima di servire.

RISOTTO INTEGRALE CON ZUCCA E ROSMARINO

Tempi di Preparazione: 15 minuti

Tempi di Cottura: 30 minuti

Dosi per 4 persone

Ingredienti

Riso integrale (300g)

Zucca a dadini (300g)

Brodo vegetale (1 litro)

Cipolla tritata (1)

Burro (30g)

Parmigiano grattugiato (50g)

Rosmarino fresco tritato (una manciata)

Olio d'oliva extravergine (45ml)

Sale (5g) - Pepe nero (2g)

Preparazione:

In una padella, soffriggi la cipolla nell'olio d'oliva. Aggiungi la zucca a dadini e il riso integrale. Fai tostare il riso per un paio di minuti. Aggiungi gradualmente il brodo vegetale caldo al riso, mescolando di tanto in tanto. Quando il riso è quasi cotto, aggiungi il rosmarino fresco tritato, sale e pepe. Manteca il risotto con il burro e il parmigiano grattugiato. Servi caldo.

PASTA DI LEGUMI CON PESTO DI PREZZEMOLO E MANDORLE

Tempi di Preparazione: 15 minuti

Tempi di Cottura: 10 minuti

Dosi per 4 persone

Ingredienti

Pasta di legumi (400g)

Mandorle (100g)

Prezzemolo fresco (una manciata)

Aglio tritato (2 spicchi)

Scorza di 1 limone grattugiata

Olio d'oliva extravergine (45ml)

Sale (5g) - Pepe nero (2g)

Preparazione:

Lessa la pasta di legumi in acqua salata seguendo le istruzioni sulla confezione. In un frullatore, unisci le mandorle, il prezzemolo fresco, l'aglio, la scorza di limone, sale, pepe e olio d'oliva. Frulla fino a ottenere una consistenza cremosa. Scola la pasta di legumi cotta e mescola con il pesto di prezzemolo e mandorle.

ZUPPA DI QUINOA CON VERDURE

Tempi di Preparazione: 15 minuti

Tempi di Cottura: 25 minuti

Dosi per 4 persone

Ingredienti

Quinoa (200g)

Brodo vegetale (1 litro)

Carote a dadini (2)

Sedano a dadini (2 gambi)

Cipolla tritata (1)

Zucchine a dadini (2)

Olio d'oliva extravergine (45ml)

Prezzemolo fresco tritato (una manciata)

Sale (5g) - Pepe nero (2g)

Preparazione:

Risciacqua la quinoa sotto acqua fredda. - In una pentola, soffriggi la cipolla nell'olio d'oliva fino a doratura. - Aggiungi carote, sedano, zucchine e soffriggi per qualche minuto. - Aggiungi la quinoa e il brodo vegetale. Fai cuocere per circa 15-20 minuti o fino a quando la quinoa e le verdure saranno tenere. - Aggiusta di sale, pepe, aggiungi il prezzemolo fresco tritato e servi caldo.

LINGUINE INTEGRALI CON TONNO E POMODORINI

Tempi di Preparazione: 10 minuti

Tempi di Cottura: 10 minuti

Dosi per 4 persone

Ingredienti

Linguine integrali (400g)

Tonno sott'olio (200g)

Pomodorini ciliegia (200g)

Aglio tritato (2 spicchi)

Peperoncino rosso tritato (1)

Olio d'oliva extravergine (45ml)

Prezzemolo fresco tritato (una manciata)

Sale (5g) - Pepe nero (2g)

Preparazione:

Lessa le linguine integrali in acqua salata seguendo le istruzioni sulla confezione. - In una padella, scaldare l'olio d'oliva e soffriggere l'aglio e il peperoncino. - Aggiungere i pomodorini ciliegia tagliati a metà e il tonno sott'olio. Cuocere per qualche minuto. - Scolare le linguine e saltarle nella padella con il condimento. - Cospargere con prezzemolo fresco tritato, aggiustare di sale e pepe e servire.

RISO NERO CON PEPERONI E PISELLI

Tempi di Preparazione: 10 minuti

Tempi di Cottura: 30 minuti

Dosi per 4 persone

Ingredienti

Riso nero (300g)

Peperoni a dadini (2)

Piselli freschi o surgelati (200g)

Cipolla tritata (1)

Aglio tritato (2 spicchi)

Brodo vegetale (600ml)

Olio d'oliva extravergine (45ml)

Prezzemolo fresco tritato (una manciata)

Sale (5g) - Pepe nero (2g)

Preparazione:

In una pentola, soffriggi la cipolla e l'aglio nell'olio d'oliva fino a doratura. - Aggiungi i peperoni a dadini e i piselli. Soffriggi per qualche minuto. - Aggiungi il riso nero e tostalo leggermente. - Aggiungi gradualmente il brodo vegetale caldo, un mestolo alla volta, mescolando occasionalmente finché il riso è cotto e cremoso. - Aggiusta di sale e pepe, cospargi con prezzemolo fresco tritato e servi caldo.

FUSILLI DI LENTICCHIE CON POMODORO E MELANZANE

Tempi di Preparazione: 15 minuti

Tempi di Cottura: 20 minuti

Dosi per 4 persone

Ingredienti

Fusilli di lenticchie (400g)

Melanzane a dadini (2)

Pomodori a dadini (4)

Aglio tritato (2 spicchi)

Basilico fresco (una manciata)

Olio d'oliva extravergine (45ml)

Sale (5g)

Pepe nero (2g)

Preparazione:

Lessa i fusilli di lenticchie in acqua salata seguendo le istruzioni sulla confezione. - In una padella, scalda l'olio d'oliva e soffriggi l'aglio. - Aggiungi le melanzane a dadini e cuoci finché saranno tenere. - Aggiungi i pomodori a dadini, sale, pepe e basilico fresco tritato. Cuoci per qualche minuto. - Scola i fusilli cotti e saltali nella padella con il condimento. Mescola bene e servi.

ORZO CON SPINACI E FETA

Tempi di Preparazione: 10 minuti

Tempi di Cottura: 20 minuti

Dosi per 4 persone

Ingredienti

Orzo (300g)

Spinaci freschi (200g)

Feta sbriciolata (150g)

Cipolla tritata (1)

Aglio tritato (2 spicchi)

Brodo vegetale (600ml)

Olio d'oliva extravergine (45ml)

Sale (5g) - Pepe nero (2g)

Preparazione:

In una pentola, soffriggi la cipolla e l'aglio nell'olio d'oliva fino a doratura. - Aggiungi l'orzo e tostalo leggermente. - Aggiungi gradualmente il brodo vegetale caldo, un mestolo alla volta, mescolando occasionalmente finché l'orzo è cotto e cremoso. - Aggiungi gli spinaci freschi e feta sbriciolata. Mescola fino a quando gli spinaci si appassiscono e la feta si ammorbidisce. - Aggiusta di sale e pepe e servi caldo.

SPAGHETTI DI GRANO SARACENO CON FUNGHI E PREZZEMOLO

Tempi di Preparazione: 10 minuti

Tempi di Cottura: 15-20 minuti

Dosi per 2 persone

Ingredienti

Spaghetti di grano saraceno (200g)

Funghi freschi a scelta (come champignon, porcini) (200g)

Aglio tritato (2 spicchi)

Olio d'oliva extravergine (30ml)

Prezzemolo fresco tritato (una manciata)

Sale (5g) - Pepe nero (2g)

Formaggio grattugiato (opzionale)

Preparazione:

Cuoci gli spaghetti di grano saraceno in abbondante acqua bollente salata seguendo le istruzioni sulla confezione. Scolali quando sono al dente e conserva un po' di acqua di cottura. - Nel frattempo, in una padella capiente, scaldare l'olio d'oliva a fuoco medio. Aggiungere l'aglio tritato e farlo dorare leggermente senza bruciarlo. - Aggiungere i funghi tagliati a fette nella padella e farli cuocere per circa 5-7 minuti finché sono dorati e hanno rilasciato i loro succhi. - Aggiungi gli spaghetti di grano saraceno scolati direttamente nella padella con i funghi.

Se necessario, aggiungi un po' di acqua di cottura degli spaghetti per amalgamare il tutto. - Condisci con sale, pepe e prezzemolo fresco tritato. Mescola bene per amalgamare tutti gli ingredienti. - Servi gli spaghetti di grano saraceno con funghi e prezzemolo caldi. Se desideri, puoi aggiungere formaggio grattugiato sopra prima di servire. Questi spaghetti di grano saraceno con funghi e prezzemolo sono una deliziosa opzione per un pasto sano e saporito!

PENNE INTEGRALI CON BROCCOLI E PANCETTA

Tempi di Preparazione: 10 minuti

Tempi di Cottura: 15-20 minuti

Dosi per 4 persone

Ingredienti

Penne integrali (400g)

Broccoli freschi (300g)

Pancetta a dadini (100g)

Aglio tritato (2 spicchi)

Olio d'oliva extravergine (30ml)

Formaggio grattugiato (opzionale)

Sale (5g) - Pepe nero (2g)

Preparazione:

Cuoci le penne integrali in abbondante acqua bollente salata seguendo le istruzioni sulla confezione. Aggiungi i broccoli tagliati a pezzetti negli ultimi 5 minuti di cottura delle penne. Scola tutto insieme. - In una padella antiaderente, scalda l'olio d'oliva a fuoco medio. Aggiungi l'aglio tritato e la pancetta a dadini e fai soffriggere finché la pancetta non sarà dorata. - Aggiungi le penne e i broccoli alla padella con la pancetta e l'aglio. Mescola bene per amalgamare i sapori. Aggiusta di sale e pepe a piacere. - Se desideri, cospargi il piatto con formaggio grattugiato prima di servire.

INSALATA DI SPINACI CON NOCI E MIRTILLI

Tempi di Preparazione: 10 minuti

Dosi per 4 persone

Ingredienti

Spinaci freschi (400g)

Noci sgusciate (100g)

Mirtilli freschi (100g)

Formaggio di capra a dadini (100g)

Olio d'oliva extravergine (30ml)

Succo di limone (20ml)

Miele (10ml)

Sale (2g) - Pepe nero (2g)

Preparazione:

Lavare accuratamente gli spinaci e asciugarli. Disporli in una ciotola capiente. - Aggiungi le noci sgusciate, i mirtilli freschi e il formaggio di capra a dadini nella ciotola con gli spinaci. - In una piccola ciotola, mescola l'olio d'oliva, il succo di limone, il miele, il sale e il pepe per preparare la vinaigrette. - Versa la vinaigrette sopra l'insalata e mescola delicatamente per condire tutti gli ingredienti. Questa combinazione offre una deliziosa pasta integrale arricchita dai broccoli e dalla pancetta, accanto a un'insalata fresca e gustosa di spinaci con noci e mirtilli.

CARPACCIO DI ZUCCHINE CON RICOTTA E POMODORINI

Tempi di Preparazione: 15 minuti

Dosi per 4 persone

Ingredienti:

Zucchine (2)

Ricotta fresca (200g)

Pomodorini ciliegia (150g)

Noci tritate (50g)

Olio d'oliva extravergine (45ml)

Succo di limone (30ml)

Basilico fresco (una manciata)

Sale (5g) - Pepe nero (2g) 5.

Preparazione:

Taglia le zucchine a fettine molto sottili (puoi usare un pelapatate o una mandolina). - Disponi le fettine di zucchina su un piatto da portata in modo che si sovrappongano leggermente. - Condisci le zucchine con olio d'oliva, succo di limone, sale e pepe. - Distribuisci la ricotta fresca sopra le zucchine. - Taglia i pomodorini a metà e adagiali sulla ricotta. - Cospargi con le noci tritate e foglie di basilico fresco prima di servire.

HUMMUS CON BASTONCINI DI VERDURE

Tempi di Preparazione: 10 minuti

Dosi per 4 persone

Ingredienti

Ceci cotti (400g)

Tahini (60g)

Succo di limone (30ml)

Aglio tritato (1 spicchio)

Olio d'oliva extravergine (45ml)

Sale (5g)

Pepe nero (2g)

Bastoncini di verdure (come carote, sedano, peperoni)

Preparazione:

In un frullatore, unisci i ceci cotti, il tahini, il succo di limone, l'aglio, sale, pepe e olio d'oliva. - Frulla fino a ottenere una consistenza liscia e omogenea, aggiungendo un po' d'acqua se necessario. - Trasferisci l'hummus in una ciotola e servi con i bastoncini di verdure come carote, sedano e peperoni.

SALMONE AFFUMICATO CON AVOCADO SU CROSTINI INTEGRALI

Tempi di Preparazione: 15 minuti

Dosi per 4 persone

Ingredienti

Salmone affumicato (250g)

Avocado maturo (2)

Crostini integrali (8)

Limone (1)

Pepe nero (2g)

Prezzemolo fresco

tritato (una manciata)

Preparazione:

Sbuccia e schiaccia gli avocado in una ciotola, aggiungi un po' di succo di limone e mescola per creare una crema. - Disponi il salmone affumicato sopra i crostini integrali. - Aggiungi uno strato di crema di avocado sopra il salmone. - Completa con pepe nero macinato fresco e prezzemolo tritato.

MELONE AVVOLTO NEL PROSCIUTTO MAGRO

Tempi di Preparazione: 10 minuti

Dosi per 4 persone

Ingredienti

Melone maturo (1)

Fette di prosciutto magro (12)

Preparazione:

Taglia il melone a spicchi o a fette, rimuovendo i semi. - Avvolgi ogni fetta di melone con una fetta di prosciutto magro. - Disponi su un piatto da portata e servi fresco.

POLPETTE DI QUINOA CON SALSA ALLO YOGURT GRECO

Tempi di Preparazione: 30 minuti

Dosi per 4 persone

Ingredienti

Quinoa cotta (300g)

Pangrattato (50g)

Uovo (1)

Cipolla tritata (1)

Aglio tritato (2 spicchi)

Prezzemolo fresco

tritato (una manciata)

Sale (5g) - Pepe nero (2g)

Yogurt greco (200g)

Succo di limone (30ml)

Menta fresca tritata (una manciata)

Preparazione:

In una ciotola, mescola la quinoa cotta, il pangrattato, l'uovo, la cipolla, l'aglio, il prezzemolo, sale e pepe. Forma delle polpette con il composto. - Cuoci le polpette in una padella con un filo d'olio fino a quando sono dorati su tutti i lati. - Per la salsa, mescola lo yogurt greco con il succo di limone e la menta tritata. - Servi le polpette di quinoa con la salsa allo yogurt greco come accompagnamento.

GUACAMOLE CON CHIPS INTEGRALI

Tempi di Preparazione: 15 minuti

Dosi per 4 persone

Ingredienti

Avocado maturo (2)

Pomodoro a dadini (1)

Cipolla tritata (1/2)

Coriandolo fresco

tritato (una manciata)

Succo di lime (30ml)

Sale (5g) - Pepe nero (2g)

Chips integrali

(per accompagnare)

Preparazione:

Sbuccia e schiaccia gli avocado in una ciotola, aggiungi il succo di lime, sale e pepe. Schiaccia fino a ottenere una consistenza desiderata. - Aggiungi il pomodoro a dadini, la cipolla tritata e il coriandolo fresco. - Mescola bene il tutto e servi con chips integrali.

INSALATA DI CECI CON TONNO E PREZZEMOLO

Tempi di Preparazione: 15 minuti

Dosi per 4 persone

Ingredienti

Ceci cotti (400g)

Tonno sgocciolato (200g)

Prezzemolo fresco

tritato (una manciata)

Succo di limone (30ml)

Olio d'oliva extravergine (45ml)

Sale (5g)

Pepe nero (2g)

Preparazione:

In una ciotola, unisci i ceci cotti e il tonno sgocciolato. - Aggiungi il prezzemolo fresco tritato, il succo di limone, l'olio d'oliva, sale e pepe. Mescola bene. - Lascia riposare in frigorifero per almeno 30 minuti prima di servire per far amalgamare i sapori.

PASTA AL PESTO DI POMODORI SECCHI E BASILICO

Tempi di Preparazione: 20 minuti

Dosi per 4 persone

Ingredienti

Pasta (400g)

Pomodori secchi (100g)

Basilico fresco (una manciata)

Noci (50g)

Parmigiano grattugiato (50g)

Olio d'oliva extravergine (45ml)

Aglio tritato (2 spicchi)

Sale (5g) - Pepe nero (2g)

Preparazione:

Lessa la pasta in acqua salata seguendo le istruzioni sulla confezione. - Nel frullatore, unisci i pomodori secchi, il basilico fresco, le noci, il parmigiano, l'aglio, sale e pepe. - Frulla il tutto, aggiungendo gradualmente l'olio d'oliva, fino a ottenere una consistenza di pesto. - Scolare la pasta al dente e condirla con il pesto di pomodori secchi e basilico.

RISOTTO ALLE VERDURE

Tempi di Preparazione: 30 minuti

Dosi per 4 persone

Ingredienti

Riso per risotto (300g)

Brodo vegetale (800ml)

Zucchine a dadini (2)

Carote a dadini (2)

Piselli freschi o surgelati (150g)

Cipolla tritata (1)

Burro (30g)

Parmigiano grattugiato (50g)

Vino bianco secco (60ml)

Olio d'oliva extravergine (45ml)

Sale (5g) - Pepe nero (2g)

Preparazione:

In una pentola, soffriggi la cipolla nell'olio d'oliva e aggiungi il riso. Tosta il riso finché diventa traslucido. - Aggiungi il vino bianco e lascia evaporare. - Aggiungi gradualmente il brodo vegetale caldo, un mestolo alla volta, mescolando frequentemente finché il riso è cotto ma ancora al dente. - Nel frattempo, in una padella, saltare le verdure (zucchine, carote, piselli) con un po' di burro fino a quando saranno tenere. - Incorpora le verdure al risotto, aggiungi il burro rimasto e il parmigiano. Mescola bene e servi caldo.

RICETTE
SECONDI PIATTI

SALMONE AL FORNO CON SALSA DI LIMONE E ERBE

Tempi di Preparazione: 15 minuti

Tempi di Cottura: 15-20 minuti

Dosi per 4 persone

Ingredienti

Filetti di salmone (4)

Burro fuso (60g)

Succo di limone (30ml)

Erbe fresche tritate (rosmarino, prezzemolo, timo) una manciata

Sale (5g)

Pepe nero (2g)

Preparazione:

Preriscalda il forno a 200°C. - In una ciotola, mescola il burro fuso, il succo di limone, le erbe fresche tritate, sale e pepe. - Disponi i filetti di salmone su una teglia da forno rivestita con carta da forno. - Spalma la miscela di burro, limone ed erbe sui filetti di salmone. - Inforna per circa 15-20 minuti o fino a quando il salmone risulta cotto e tenero.

MAIALE CON SALSA DI MELE E CANNELLA

Tempi di Preparazione: 15 minuti

Tempi di Cottura: 30-40 minuti

Dosi per 4 persone

Ingredienti

Filetto di maiale (600g)

Mele (2, sbucciate e affettate)

Cannella in polvere (5g)

Burro (30g)

Sale (5g)

Pepe nero (2g)

Preparazione:

Preriscalda il forno a 180°C. - Scalda il burro in una padella e rosola il filetto di maiale fino a doratura su entrambi i lati. - Trasferisci il maiale in una teglia da forno e disponi le fette di mela intorno. - Cospargi il maiale e le mele con la cannella, sale e pepe. - Inforna per circa 30-40 minuti o fino a quando il maiale è cotto e le mele sono morbide.

PETTO DI POLLO ALLA GRIGLIA CON SALSA DI POMODORO FRESCO

Tempi di Preparazione: 10 minuti

Tempi di Cottura: 15-20 minuti

Dosi per 4 persone

Ingredienti

Petto di pollo senza pelle (4)

Pomodori freschi a dadini (4)

Aglio tritato (2 spicchi)

Basilico fresco (una manciata)

Olio d'oliva extravergine (45ml)

Sale (5g) - Pepe nero (2g)

Preparazione:

Scalda la griglia a fuoco medio-alto. - Condisci i petti di pollo con sale, pepe e un filo d'olio d'oliva. - Griglia il petto di pollo per circa 6-8 minuti per lato o fino a cottura completa. - Nel frattempo, in una padella, soffriggi l'aglio in olio d'oliva, aggiungi i pomodori freschi a dadini e cuoci per qualche minuto. - Aggiungi basilico fresco tritato, sale e pepe. Servi il petto di pollo con la salsa di pomodoro fresco sopra.

FILETTO DI TROTA CON MANDORLE TOSTATE

Tempi di Preparazione: 10 minuti

Tempi di Cottura: 10-15 minuti

Dosi per 4 persone

Ingredienti

Filetti di trota (4)

Mandorle a lamelle tostate (50g)

Burro (30g)

Succo di limone (30ml)

Prezzemolo fresco

tritato (una manciata)

Sale (5g) - Pepe nero (2g)

Preparazione:

Scalda il burro in una padella e aggiungi i filetti di trota. - Cuoci per circa 4-5 minuti per lato o finché il pesce risulta tenero e ben cotto. - Aggiungi il succo di limone, le mandorle tostate e il prezzemolo fresco tritato sopra i filetti di trota prima di servire.

POLLO AL CURRY CON VERDURE A FOGLIA VERDE

Tempi di Preparazione: 15 minuti

Tempi di Cottura: 20-25 minuti

Dosi per 4 persone

Ingredienti

Petto di pollo a dadini (500g)

Curry in polvere (15g)

Verdure a foglia verde (come spinaci, cavolo riccio) 500g

Cipolla tritata (1)

Aglio tritato (2 spicchi)

Latte di cocco (200ml)

Olio d'oliva extravergine (45ml)

Sale (5g) - Pepe nero (2g)

Preparazione:

Scalda l'olio in una pentola e soffriggi la cipolla e l'aglio. - Aggiungi il pollo a dadini e cuoci finché diventa dorato. - Aggiungi il curry in polvere e mescola bene. - Versa il latte di cocco e lascia cuocere a fuoco basso per 10-15 minuti. - Nel frattempo, in un'altra pentola, cuoci le verdure a foglia verde finché sono appena appassite. - Servi il pollo al curry accompagnato dalle verdure a foglia verde.

INVOLTINI DI TACCHINO CON SPINACI E FORMAGGIO MAGRO

Tempi di Preparazione: 20 minuti

Tempi di Cottura: 25-30 minuti

Dosi per 4 persone

Ingredienti:

Fettine di tacchino (8)

Spinaci freschi (200g)

Formaggio magro a fette (100g)

Sale (5g)

Pepe nero (2g)

Olio d'oliva extravergine (45ml)

Spiedini o stuzzicadenti

Preparazione:

Sbuccia e cuoci gli spinaci in una padella finché appassiranno. Scola l'acqua in eccesso. - Prepara gli involtini: su ogni fetta di tacchino, aggiungi un po' di spinaci cotti e una fetta di formaggio magro. Arrotola e chiudi con uno stuzzicadenti. - Scalda l'olio in una padella e cuoci gli involtini di tacchino finché sono dorati su tutti i lati. - Trasferisci gli involtini in una teglia da forno e cuoci in forno preriscaldato a 180°C per circa 15-20 minuti o fino a cottura completa.

SPIEDINI DI GAMBERI E VERDURE GRIGLIATE

Tempi di Preparazione: 20 minuti

Tempi di Cottura: 8-10 minuti

Dosi per 4 persone

Ingredienti

Gamberi sgusciati (400g)

Peperoni a dadini (2)

Cipolla a spicchi (1)

Zucchine a fette (2)

Olio d'oliva extravergine (45ml)

Sale (5g)

Pepe nero (2g)

Spiedini

Preparazione:

Prepara gli ingredienti tagliando peperoni, cipolla e zucchine. - Monta gli spiedini alternando gamberi e verdure. - Spennella gli spiedini con olio d'oliva, sale e pepe. - Cuoci gli spiedini su una griglia preriscaldata per circa 4-5 minuti per lato o fino a cottura dei gamberi e delle verdure.

BRANZINO AL CARTOCCIO CON POMODORINI E OLIVE

Tempi di Preparazione: 15 minuti

Tempi di Cottura: 20-25 minuti

Dosi per 4 persone

Ingredienti

Filetti di branzino (4)

Pomodorini ciliegia (200g)

Olive nere denocciolate (50g)

Aglio tritato (2 spicchi)

Rosmarino fresco (una manciata)

Olio d'oliva extravergine (45ml)

Sale (5g) - Pepe nero (2g)

Carta da forno

Preparazione:

Preriscalda il forno a 200°C. - Taglia 4 fogli
di carta da forno e disponi su ogni foglio un
filetto di branzino. - Aggiungi sopra i filetti
di branzino i pomodorini, le olive, l'aglio, il
rosmarino fresco, olio d'oliva, sale e pepe. -
Chiudi i fogli di carta da forno a formare dei
cartocci e mettili su una teglia da forno. -
Cuoci in forno per circa 20-25 minuti o fino a
quando il pesce è cotto e le verdure sono
tenere.

POLLO ARROSTO CON PATATE DOLCI E ROSMARINO

Tempi di Preparazione: 20 minuti

Tempi di Cottura: 1 ora e 15 minuti

Dosi per 4 persone

Ingredienti

Pollo intero tagliato a pezzi (1,5 kg)

Patate dolci a dadini (500g)

Rametti di rosmarino

fresco (una manciata)

Aglio tritato (2 spicchi)

Olio d'oliva extravergine (45ml)

Sale (5g)

Pepe nero (2g)

Preparazione:

Preriscalda il forno a 200°C. - In una ciotola, mescola i pezzi di pollo con olio d'oliva, aglio, sale, pepe e rosmarino. - Disponi i pezzi di pollo su una teglia da forno e aggiungi le patate dolci attorno. - Inforna per circa 1 ora e 15 minuti o fino a quando il pollo risulta dorato e le patate dolci sono tenere.

BISTECCA DI MANZO MAGRA CON SALSA DI PEPE VERDE

Tempi di Preparazione: 10 minuti

Tempi di Cottura: 10-15 minuti

Dosi per 4 persone

Ingredienti

Bistecche di manzo magro (4)

Pepe verde in salamoia (30g)

Panna da cucina leggera (100ml)

Burro (30g)

Sale (5g)

Pepe nero (2g)

Preparazione:

Scalda il burro in una padella e cuoci le bistecche di manzo per circa 3-5 minuti per lato o fino alla cottura desiderata. - Rimuovi le bistecche dalla padella e mettile da parte. - Aggiungi il pepe verde in salamoia (tritato finemente) alla padella, aggiusta di sale e pepe. - Aggiungi la panna da cucina leggera e lascia cuocere fino a che la salsa si addensa leggermente. - Servi le bistecche con la salsa di pepe verde sopra.

SOGLIOLA AL FORNO CON AGRUMI E PREZZEMOLO

Tempi di Preparazione: 15 minuti

Tempi di Cottura: 20-25 minuti

Dosi per 4 persone

Ingredienti

Filetti di sogliola (4)

Limone (1, affettato sottilmente)

Arancia (1, affettata sottilmente)

Prezzemolo fresco tritato (una manciata)

Burro (30g)

Sale (5g)

Pepe nero (2g)

Preparazione:

Preriscalda il forno a 180°C. - Metti i filetti di sogliola in una teglia da forno e condiscili con sale e pepe. - Disponi le fette di limone e arancia sopra i filetti di sogliola. - Aggiungi il burro a pezzetti sopra i filetti e cospargi con prezzemolo tritato. - Inforna per circa 20-25 minuti o fino a quando il pesce è cotto e si sfalda facilmente.

POLLO ALLA CACCIATORA CON POMODORO E PEPERONI

Tempi di Preparazione: 15 minuti

Tempi di Cottura: 40-45 minuti

Dosi per 4 persone

Ingredienti

Cosce di pollo (4)

Pomodori a dadini (400g)

Peperoni a strisce (2)

Cipolla tritata (1)

Aglio tritato (2 spicchi)

Vino bianco secco (60ml)

Rosmarino fresco (una manciata)

Olio d'oliva extravergine (45ml)

Sale (5g) - Pepe nero (2g)

Preparazione:

Scalda l'olio in una padella e rosola le cosce di pollo finché sono dorati su entrambi i lati. - Aggiungi cipolla, aglio, peperoni e pomodori a dadini. - Versa il vino bianco e lascia evaporare. - Aggiungi rosmarino fresco, sale, pepe e lascia cuocere a fuoco medio-basso per circa 40-45 minuti o finché il pollo è cotto e tenero.

TONNO GRIGLIATO CON SALSA DI AGRUMI

Tempi di Preparazione: 15 minuti

Tempi di Cottura: 5-7 minuti

Dosi per 4 persone

Ingredienti

Filetti di tonno fresco (4)

Arancia (succo di 2)

Limone (succo di 1)

Scorza grattugiata di arancia e limone

Olio d'oliva extravergine (45ml)

Sale (5g) - Pepe nero (2g)

Preparazione:

Mescola il succo di arancia e limone con la scorza grattugiata e l'olio d'oliva. - Scalda una griglia e cuoci i filetti di tonno per 2-3 minuti per lato. - Sfuma il tonno con la salsa di agrumi, sale e pepe, e lascialo riposare qualche minuto prima di servire.

STRISCE DI TACCHINO SALTATE IN PADELLA CON VERDURE

Tempi di Preparazione: 20 minuti

Tempi di Cottura: 15-20 minuti

Dosi per 4 persone

Ingredienti

Petto di tacchino a strisce (500g)

Verdure a scelta (peperoni, zucchine, carote) tagliate a julienne (500g)

Aglio tritato (2 spicchi)

Olio d'oliva extravergine (45ml)

Sale (5g) - Pepe nero (2g)

Preparazione:

Scalda l'olio in una padella antiaderente e aggiungi l'aglio tritato. - Aggiungi le strisce di tacchino e cuoci finché sono dorate. - Rimuovi il tacchino dalla padella e aggiungi le verdure tagliate a julienne. - Cuoci le verdure finché sono tenere ma croccanti. - Unisci nuovamente il tacchino alle verdure, aggiusta di sale e pepe, mescola bene e servi.

SGOMBRO AL VAPORE CON SALSA DI POMODORO E ORIGANO

Tempi di Preparazione: 15 minuti

Tempi di Cottura: 10-12 minuti

Dosi per 4 persone

Ingredienti

Filetti di sgombro (4)

Pomodori a dadini (400g)

Origano fresco (una manciata)

Aglio tritato (2 spicchi)

Olio d'oliva extravergine (45ml)

Sale (5g) - Pepe nero (2g)

Preparazione:

Prepara una pentola a vapore e cuoci i filetti di sgombro per circa 8-10 minuti. - Nel frattempo, in una padella, scalda l'olio e soffriggi l'aglio. - Aggiungi i pomodori a dadini e cuoci per qualche minuto. - Aggiungi l'origano fresco, sale, pepe e lascia cuocere fino a che la salsa diventa densa. - Servi i filetti di sgombro con la salsa di pomodoro e origano.

PETTO DI POLLO RIPIENO
DI SPINACI E FETA

Tempi di Preparazione: 20 minuti

Tempi di Cottura: 25-30 minuti

Dosi per 4 persone

Ingredienti

Petto di pollo (4)

Spinaci freschi (200g)

Feta (100g)

Aglio tritato (2 spicchi)

Olio d'oliva extravergine (45ml)

Sale (5g) - Pepe nero (2g)

Preparazione:

Scalda l'olio in una padella e soffriggi l'aglio. - Aggiungi gli spinaci freschi e cuoci fino a quando appassiranno. - Taglia a metà i petti di pollo senza staccarli completamente e farciscili con gli spinaci cotti e la feta. - Chiudi bene i petti di pollo con uno stuzzicadenti, salali, pepali e cuocili in forno a 180°C per 25-30 minuti o fino a cottura completa.

GAMBERI SALTATI IN PADELLA CON AGLIO E PREZZEMOLO

Tempi di Preparazione: 10 minuti

Tempi di Cottura: 5-7 minuti

Dosi per 4 persone

Ingredienti

Gamberi sgusciati e puliti (500g)

Aglio tritato (3 spicchi)

Prezzemolo fresco

tritato (una manciata)

Olio d'oliva extravergine (45ml)

Sale (5g)

Pepe nero (2g)

Preparazione:

Scalda l'olio in una padella antiaderente e aggiungi l'aglio tritato. - Aggiungi i gamberi sgusciati e puliti nella padella calda. - Cuoci i gamberi a fuoco medio-alto per 2-3 minuti per lato finché diventano rosa e opachi. - Aggiungi sale, pepe nero e prezzemolo tritato verso la fine della cottura. - Servi i gamberi caldi con un tocco di limone se desideri.

MAIALE ALLA GRIGLIA CON SALSA DI SENAPE E MIELE

Tempi di Preparazione: 15 minuti (preparazione della salsa inclusa)

Tempi di Cottura: 12-15 minuti

Dosi per 4 persone

Ingredienti

Fette di filetto di maiale (4)

Senape (60g)

Miele (45ml)

Olio d'oliva extravergine (45ml)

Sale (5g)

Pepe nero (2g)

Preparazione:

Prepara la salsa mescolando la senape e il miele in una ciotola. - Spennella le fette di maiale con olio d'oliva e condiscile con sale e pepe nero. - Scalda una griglia e cuoci il maiale per circa 6-7 minuti per lato o finché è completamente cotto e ha sviluppato una crosta croccante. - Durante gli ultimi minuti di cottura, spennella il maiale con la salsa di senape e miele su entrambi i lati. - Servi le fette di maiale alla griglia con una generosa cucchiaiata di salsa rimasta.

SALMONE ALLA MENTA CON CONTORNO DI VERDURE

Tempi di Preparazione: 15 minuti

Tempi di Cottura: 12-15 minuti

Dosi per 4 persone

Ingredienti

Filetti di salmone (4)

Menta fresca tritata (una manciata)

Limone (succo di 1)

Aglio tritato (2 spicchi)

Olio d'oliva extravergine (45ml)

Verdure a scelta (come zucchine,

pomodorini, carote)

tagliate a dadini (500g)

Sale (5g) - Pepe nero (2g)

Preparazione:

Prepara una marinata con olio d'oliva, succo di limone, aglio tritato e menta fresca. - Unisci i filetti di salmone alla marinata e lascia riposare per 10 minuti. - Scalda una padella antiaderente e cuoci i filetti di salmone per circa 5-7 minuti per lato o fino a cottura desiderata. - Nel frattempo, in un'altra padella, cuoci le verdure tagliate a dadini con un filo d'olio, sale e pepe nero fino a quando sono tenere ma croccanti. - Servi il salmone con le verdure come contorno.

POLLO AL LIMONE CON ROSMARINO E PATATE

Tempi di Preparazione: 20 minuti (preparazione della marinata inclusa)

Tempi di Cottura: 40-45 minuti

Dosi per 4 persone

Ingredienti

Cosce di pollo (4)

Limone (succo di 2)

Rosmarino fresco tritato (una manciata)

Patate a dadini (500g)

Aglio tritato (2 spicchi)

Olio d'oliva extravergine (45ml)

Sale (5g) - Pepe nero (2g)

Preparazione:

Mescola il succo di limone con l'olio d'oliva, aglio tritato, rosmarino fresco tritato, sale e pepe. - Unisci le cosce di pollo alla marinata e lasciale riposare per almeno 10 minuti. - Disponi le cosce di pollo e le patate a dadini su una teglia da forno. - Inforna a 180°C per circa 40-45 minuti o fino a quando il pollo è dorato e le patate sono morbide e croccanti.

FRITTATA DI VERDURE CON UOVA BIOLOGICHE

Tempi di Preparazione: 15 minuti

Tempi di Cottura: 10-12 minuti

Dosi per 4 persone

Ingredienti

Uova biologiche (6)

Verdure miste a scelta (come zucchine,

peperoni, pomodori) tagliate a dadini (500g)

Cipolla tritata (1)

formaggio grattugiato) (100g)

Olio d'oliva extravergine (45ml)

Sale (5g)

Pepe nero (2g)

Preparazione:

Scalda l'olio in una padella antiaderente e aggiungi la cipolla e le verdure tagliate a dadini. - Soffriggi le verdure finché sono tenere. - Sbatti le uova in una ciotola e aggiungi il formaggio grattugiato, sale e pepe. - Versa le uova sbattute sopra le verdure nella padella. - Cuoci la frittata a fuoco medio-basso per 5-6 minuti per lato o fino a quando è dorata.

MEDAGLIONI DI VITELLO CON SALSA DI FUNGHI

Tempi di Preparazione: 20 minuti

Tempi di Cottura: 15-20 minuti

Dosi per 4 persone

Ingredienti

Medaglioni di vitello (8)

Funghi a fettine (400g)

Panna da cucina leggera (100ml)

Burro (30g)

Aglio tritato (2 spicchi)

Prezzemolo fresco

tritato (una manciata)

Sale (5g)

Pepe nero (2g)

Preparazione:

Scalda il burro in una padella e rosola i medaglioni di vitello per circa 2-3 minuti per lato o fino a cottura desiderata. - Rimuovi i medaglioni dalla padella e mettili da parte. - Nella stessa padella, aggiungi gli aglio tritato e i funghi a fettine. - Aggiungi la panna da cucina leggera e cuoci fino a quando la salsa si addensa leggermente. - Aggiungi il prezzemolo fresco tritato, sale, pepe e servilo sopra i medaglioni di vitello.

PESCE SPADA ALLA GRIGLIA CON SALSA DI PEPERONCINO

Tempi di Preparazione: 15 minuti

(preparazione della salsa inclusa)

Tempi di Cottura: 10-12 minuti

Dosi per 4 persone

Ingredienti

Filetti di pesce spada (4)

Peperoncino fresco tritato (1)

Aglio tritato (2 spicchi)

Olio d'oliva extravergine (45ml)

succo di 1Limone

Sale (5g)

Pepe nero (2g)

Preparazione:

Mescola l'olio d'oliva con il peperoncino fresco tritato, l'aglio tritato, il succo di limone, sale e pepe. - Spennella i filetti di pesce spada con questa marinata. - Riscalda una griglia e cuoci il pesce spada per 5-6 minuti per lato o fino a cottura completa.

POLPETTINE DI POLLO AL FORNO CON VERDURE

Tempi di Preparazione: 20 minuti

Tempi di Cottura: 20-25 minuti

Dosi per 4 persone

Ingredienti

Pollo macinato (500g)

Verdure a scelta (come zucchine, carote) tritate (300g)

Pane grattugiato (50g)

Uova (2)

Aglio tritato (2 spicchi)

Prezzemolo fresco tritato (una manciata)

Olio d'oliva extravergine (45ml)

Sale (5g) - Pepe nero (2g)

Preparazione:

In una ciotola, mescola il pollo macinato con le verdure tritate, il pane grattugiato, le uova, l'aglio tritato, il prezzemolo fresco tritato, sale e pepe. - Forma delle polpettine rotonde con il composto ottenuto. - Disponi le polpettine su una teglia da forno leggermente unta con olio d'oliva. - Inforna a 180°C per circa 20-25 minuti o finché le polpettine sono ben cotte e dorate.

TILAPIA AL FORNO CON MANDORLE E PREZZEMOLO

Tempi di Preparazione: 15 minuti

Tempi di Cottura: 12-15 minuti

Dosi per 4 persone

Ingredienti

Filetti di tilapia (4)

Mandorle tagliate a lamelle (50g)

Prezzemolo fresco tritato (una manciata)

Limone (succo di 1)

Burro fuso (30g)

Sale (5g)

Pepe nero (2g)

Preparazione:

Disponi i filetti di tilapia su una teglia da forno leggermente unta. - Mescola il burro fuso con le mandorle a lamelle, il succo di limone, sale e pepe. - Spennella i filetti di tilapia con questa miscela. - Cospargi il prezzemolo fresco tritato sopra i filetti. - Inforna a 180°C per circa 12-15 minuti o fino a cottura completa.

PETTO DI ANATRA AL MIELE E ZENZERO

Tempi di Preparazione: 20 minuti (preparazione della marinata inclusa)

Tempi di Cottura: 10-12 minuti

Dosi per 4 persone

Ingredienti

Petto d'anatra (4)

Miele (45ml)

Zenzero fresco grattugiato (una radice piccola)

Aglio tritato (2 spicchi)

Aceto di vino rosso (30ml)

Olio d'oliva extravergine (45ml)

Sale (5g) - Pepe nero (2g)

Preparazione:

Mescola il miele con lo zenzero fresco grattugiato, l'aglio tritato, l'aceto di vino rosso, sale, pepe e olio d'oliva per creare una marinata. - Incidi leggermente la pelle del petto d'anatra, quindi unisci il petto alla marinata e lascialo riposare per almeno 10 minuti. - Scalda una padella antiaderente e cuoci i petti d'anatra dalla parte della pelle per circa 5-6 minuti, girali e cuoci per altri 5-6 minuti o fino a cottura desiderata.

BACCALÀ CON POMODORINI E CAPPERI

Tempi di Preparazione: 15 minuti

Tempi di Cottura: 20-25 minuti

Dosi per 4 persone

Ingredienti

Filetti di baccalà (4)

Pomodorini ciliegia (200g)

Capperi (30g)

Aglio tritato (2 spicchi)

Prezzemolo fresco

tritato (una manciata)

Olio d'oliva extravergine (45ml)

Sale (5g)

Pepe nero (2g)

Preparazione:

Scalda l'olio d'oliva in una padella antiaderente e aggiungi l'aglio tritato. - Aggiungi i pomodorini ciliegia tagliati a metà e i capperi nella padella calda. - Cuoci a fuoco medio per 5-7 minuti finché i pomodorini iniziano a rilasciare i loro succhi. - Aggiungi i filetti di baccalà nella padella, cuocili per 4-5 minuti per lato o fino a cottura completa. - Aggiusta di sale, pepe e spolvera con il prezzemolo fresco tritato prima di servire.

SALMONE IN CROSTA DI NOCI

Tempi di Preparazione: 15 minuti

Tempi di Cottura: 12-15 minuti

Dosi per 4 persone

Ingredienti

Filetti di salmone (4)

Noci tritate (100g)

Pangrattato (50g)

Senape (30g)

Miele (45ml)

succo di 1 Limone

Olio d'oliva extravergine (45ml)

Sale (5g) - Pepe nero (2g)

Preparazione:

In una ciotola, mescola le noci tritate, il pangrattato, la senape, il miele, il succo di limone, sale e pepe. - Disponi i filetti di salmone su una teglia da forno leggermente unta con olio d'oliva. - Copri i filetti con la miscela di noci e altri ingredienti. - Inforna a 180°C per circa 12-15 minuti o fino a quando il salmone è cotto e la crosta è dorata.

POLLO AL CURRY CON LATTE DI COCCO E VERDURE

Tempi di Preparazione: 15 minuti

Tempi di Cottura: 20-25 minuti

Dosi per 4 persone

Ingredienti

Petto di pollo a dadini (500g)

Cipolla tritata (1)

Aglio tritato (2 spicchi)

Peperone rosso a dadini (1)

Carote a fettine sottili (2)

Zucchine a dadini (2)

Curry in polvere (2 cucchiai)

Paprika (1 cucchiaino)

Latte di cocco (400ml)

Olio d'oliva extravergine (30ml)

Sale (5g) - Pepe nero (2g)

Coriandolo fresco tritato per guarnire

Preparazione:

Scalda l'olio d'oliva in una padella grande a fuoco medio. Aggiungi la cipolla e l'aglio tritati, facendoli appassire per alcuni minuti. - Aggiungi i dadini di pollo nella padella e cuocili finché sono dorati su tutti i lati. - Aggiungi le verdure (peperone, carote, zucchine) nella padella con il pollo. Mescola bene e fai cuocere per 5 minuti finché le verdure si ammorbidiscono leggermente. - Aggiungi il curry in polvere e la paprika alla padella, mescolando bene per insaporire il tutto.

Versa il latte di cocco nella padella. Mescola accuratamente e lascia cuocere a fuoco medio-basso per 10-15 minuti, finché il pollo è cotto e le verdure sono tenere. - Assaggia e aggiusta di sale e pepe secondo il tuo gusto. - Servi il pollo al curry caldo, guarnendolo con coriandolo fresco tritato sopra. Questa ricetta di pollo al curry con latte di cocco e verdure offre un piatto ricco di sapori aromatici e texture diverse. Puoi servirlo con del riso basmati o del pane naan per completare il pasto.

ARROSTO DI TACCHINO
CON ERBE AROMATICHE

Tempi di Preparazione: 20 minuti

(preparazione della marinata inclusa)

Tempi di Cottura: 1-1,5 ore

Dosi per 4 persone

Ingredienti

Petto o coscia di tacchino (1,5 kg)

Rosmarino fresco tritato (una manciata)

Timo fresco tritato (una manciata)

Salvia fresca tritata (una manciata)

Aglio tritato (3 spicchi)

Olio d'oliva extravergine (45ml)

Sale (5g) - Pepe nero (2g)

Preparazione:

Mescola le erbe aromatiche tritate, l'aglio tritato, l'olio d'oliva, sale e pepe per creare una marinata. - Fai delle incisioni sulla superficie del tacchino e spalma la marinata su tutto il pezzo. - Copri il tacchino con carta stagnola e lascia marinare in frigorifero per almeno 2 ore o anche durante la notte. - Riscalda il forno a 180°C, poi cuoci il tacchino per 1-1,5 ore o fino a quando è ben cotto all'interno.

SALMONE AL FORNO CON ERBE AROMATICHE

Tempi di Preparazione: 15 minuti

Tempi di Cottura: 12-15 minuti

Dosi per 4 persone

Ingredienti

Filetti di salmone (4)

Rosmarino fresco tritato (una manciata)

Timo fresco tritato (una manciata)

Prezzemolo fresco tritato (una manciata)

Aglio tritato (2 spicchi)

succo di 1 Limone

Olio d'oliva extravergine (45ml)

Sale (5g) - Pepe nero (2g)

Preparazione:

In una ciotola, mescola le erbe aromatiche tritate, l'aglio tritato, il succo di limone, olio d'oliva, sale e pepe. - Spennella i filetti di salmone con questa marinata. - Disponi i filetti su una teglia da forno leggermente unta. - Inforna a 180°C per circa 12-15 minuti o finché il salmone è cotto.

PETTO DI POLLO ALLA GRIGLIA CON SALSA DI LIMONE

Tempi di Preparazione: 15 minuti (preparazione della marinata inclusa)

Tempi di Cottura: 10-12 minuti

Dosi per 4 persone

Ingredienti

Petti di pollo (4)

Limoni (succo di 2-3 limoni)

Aglio tritato (2 spicchi)

Prezzemolo fresco tritato (una manciata)

Olio d'oliva extravergine (45ml)

Sale (5g) - Pepe nero (2g)

Preparazione:

In una ciotola, mescola il succo di limone con l'aglio tritato, il prezzemolo fresco tritato, olio d'oliva, sale e pepe. - Taglia i petti di pollo a fette o a pezzi e marinare il pollo nella miscela preparata per almeno 30 minuti. - Riscalda una griglia e cuoci il pollo per circa 5-6 minuti per lato o fino a cottura completa.

INVOLTINI DI TACCHINO CON SPINACI E FORMAGGIO MAGRO

Tempi di Preparazione: 20 minuti

Tempi di Cottura: 25-30 minuti

Dosi per 4 persone

Ingredienti

Fette di tacchino (8 fette sottili)

Spinaci freschi (200g)

Formaggio magro a fette (120g)

Aglio tritato (2 spicchi)

Olio d'oliva extravergine (45ml)

Sale (5g) - Pepe nero (2g)

Preparazione:

Scotta gli spinaci in acqua bollente per un paio di minuti, poi scolali e tritali finemente. - Distribuisci uniformemente gli spinaci e il formaggio magro sulle fette di tacchino. - Arrotola le fette di tacchino con gli ingredienti all'interno e chiudile con uno stuzzicadenti. - In una padella, scalda l'olio d'oliva e cuoci gli involtini di tacchino per circa 10-12 minuti per lato o finché sono ben cotti.

SOGLIOLA AL VAPORE CON VERDURE

Tempi di Preparazione: 15 minuti

Tempi di Cottura: 10-15 minuti

Dosi per 4 persone

Ingredienti:

Filetti di sogliola (4)

Zucchine a fette (2)

Carote a fette sottili (2)

Cipolla a fette (1)

Limone a fette (1)

Prezzemolo fresco tritato

Sale (5g) - Pepe nero (2g)

Olio d'oliva extravergine (30ml)

Preparazione:

Prepara il vapore in una pentola o con uno specifico apparecchio per la cottura a vapore. - Adagia i filetti di sogliola su un piatto da cucina o su un cestello da vapore. - Disponi le fette di zucchine, carote, cipolla e limone intorno ai filetti di sogliola. - Cospargi il tutto con prezzemolo fresco tritato, sale, pepe e un filo d'olio d'oliva. - Copri la pentola o il cestello con un coperchio e cuoci al vapore per circa 10-15 minuti, o finché il pesce è cotto e le verdure sono tenere. - Una volta pronto, servi la sogliola al vapore con le verdure calde, guarnendo il piatto con alcune fette di limone aggiuntive e prezzemolo fresco. Questa ricetta semplice e leggera di sogliola al vapore con verdure ti permetterà di gustare un pasto sano e gustoso in pochi passaggi.

POLPETTINE DI POLLO AL FORNO CON VERDURE

Tempi di Preparazione: 25 minuti

Tempi di Cottura: 20-25 minuti

Dosi per 4 persone

Ingredienti

Pollo macinato (500g)

Verdure miste a cubetti

(come zucchine, carote) (300g)

Uovo (1)

Aglio tritato (2 spicchi)

Prezzemolo fresco tritato (una manciata)

Pane grattugiato (50g)

Olio d'oliva extravergine (45ml)

Sale (5g) - Pepe nero (2g)

Preparazione:

In una ciotola, mescola il pollo macinato con le verdure, l'uovo, l'aglio tritato, il prezzemolo fresco tritato, pane grattugiato, sale e pepe. - Forma delle polpettine rotonde con il composto ottenuto. - Disponi le polpettine su una teglia da forno leggermente unta con olio d'oliva. - Inforna a 180°C per circa 20-25 minuti o fino a quando le polpettine sono ben cotte e dorate.

RICETTE DI CONTORNI

INSALATA DI SPINACI E FRAGOLE

Tempo di preparazione: 10 minuti

Tempo di cottura: N/A

Dosi per: 4 persone

Ingredienti:

200 g di spinaci freschi

200 g di fragole

50 g di noci sgusciate

2 cucchiai di aceto balsamico

3 cucchiai di olio extravergine d'oliva

Sale e pepe q.b.

Preparazione:

Lavare accuratamente le fragole e tagliarle a fettine. Lavare gli spinaci e asciugarli con un canovaccio. Sminuzzare grossolanamente le noci. In una ciotola capiente, unire gli spinaci, le fragole e le noci. Preparare il condimento emulsionando l'aceto balsamico con l'olio extravergine d'oliva, sale e pepe. Versare il condimento sull'insalata e amalgamare delicatamente. Servire subito e gustare la freschezza di questo piatto.

BROCCOLI AL VAPORE CON AGLIO E LIMONE

Tempo di preparazione: 15 minuti

Tempo di cottura: 10 minuti

Dosi per: 4 persone

Ingredienti:

1 broccolo grande

2 spicchi d'aglio

1 limone non trattato

3 cucchiai di olio

extravergine d'oliva

Sale e pepe q.b.

Preparazione:

Lavare il broccolo e tagliarlo in cimette. Sbucciare gli spicchi d'aglio e schiacciarli leggermente. Lavare il limone e tagliarlo a fette sottili. In una vaporiera o in un cestello per la cottura al vapore, disporre le cimette di broccolo. Aggiungere l'aglio schiacciato e le fette di limone. Cuocere a vapore per circa 10 minuti, o fino a quando i broccoli saranno teneri. Trasferire i broccoli cotti in una ciotola. Condire con l'olio extravergine d'oliva, sale e pepe a piacere. Servire caldo come contorno o come piatto leggero. Consigli: I broccoli al vapore possono essere utilizzati anche per preparare gustose insalate o torte salate. Se non disponi di una vaporiera, puoi cuocere i broccoli in acqua bollente per circa 5 minuti.

CAROTE ARROSTO CON ERBE AROMATICHE

Tempo di preparazione: 15 minuti

Tempo di cottura: 40 minuti

Dosi per: 4 persone

Ingredienti:

500 g di carote

2 cucchiai di olio extravergine d'oliva

1 spicchio d'aglio

1 rametto di rosmarino

1 rametto di timo

Sale e pepe q.b.

Preparazione:

Preriscaldare il forno a 200°C. Sbucciare le carote e tagliarle a rondelle di circa 1 cm di spessore. In una ciotola capiente, unire le carote, l'olio extravergine d'oliva, l'aglio schiacciato, il rosmarino, il timo, sale e pepe. Mescolare bene per distribuire uniformemente il condimento. Disporre le carote su una teglia da forno coperta con carta da forno. Cuocere in forno per circa 40 minuti, girando le carote a metà cottura. Sfornare e servire calde come contorno o come antipasto sfizioso.

FAGIOLINI ALL'OLIO D'OLIVA E MANDORLE

267

Tempo di preparazione: 10 minuti

Tempo di cottura: 10 minuti

Dosi per: 4 persone

Ingredienti:

300 g di fagiolini

3 cucchiai di olio

extravergine d'oliva

2 cucchiai di succo di limone

50 g di mandorle a lamelle

Sale e pepe q.b.

Preparazione:

Lavare i fagiolini e spuntarli. In una pentola capiente, far bollire acqua salata. Cuocere i fagiolini per circa 10 minuti, o fino a quando saranno teneri. Scolarli e farli raffreddare. In una ciotola, unire i fagiolini, l'olio extravergine d'oliva, il succo di limone, le mandorle a lamelle, sale e pepe. Mescolare bene per amalgamare i sapori. Servire a temperatura ambiente come contorno o come insalata fresca.

ZUCCHINE MARINATE CON LIMONE E BASILICO

Tempo di preparazione: 20 minuti

Tempo di riposo: 30 minuti

Dosi per: 4 persone

Ingredienti:

3 zucchine medie

1 limone non trattato

10 foglie di basilico fresco

4 cucchiai di olio extravergine d'oliva

Sale e pepe q.b.

Preparazione:

Lavare le zucchine e tagliarle a fettine sottili. In una ciotola capiente, disporre le fettine di zucchine. Lavare il limone e tagliarlo a fettine sottili. Aggiungere le fettine di limone, le foglie di basilico lavate, l'olio extravergine d'oliva, sale e pepe alle zucchine. Mescolare delicatamente per distribuire il condimento. Coprire la ciotola con pellicola trasparente e lasciar marinare in frigorifero per almeno 30 minuti. Servire le zucchine marinate come antipasto o come contorno per piatti di pesce o carne.

Consigli:

Per un sapore più intenso, è possibile aggiungere un pizzico di peperoncino piccante all'olio extravergine d'oliva.

Le zucchine marinate possono essere conservate in frigorifero per un paio di giorni.

Se non gradite il limone, potete sostituirlo con aceto bianco.

Buon appetito!

CONCLUSIONE

"In chiusura, 'Dieta MIND 2025' rappresenta più di un semplice libro di ricette o di consigli alimentari. È un invito a trasformare la tua relazione con il cibo e a riconoscere il potere che esso ha sulla tua salute mentale e fisica. Attraverso l'adozione di principi nutrizionali saggi e l'incorporazione di cibi che alimentano la mente e il corpo, puoi intraprendere un viaggio verso un benessere senza precedenti. L'arte di nutrire il tuo cervello non è solo una pratica quotidiana, ma è un investimento per il tuo futuro. Attraverso la Dieta MIND, hai acquisito non solo conoscenze, ma anche strumenti pratici per migliorare la tua salute generale e proteggere la tua mente dagli effetti del tempo.

Spero che 'Dieta MIND 2025' ti abbia ispirato a esplorare le potenzialità del cibo come una risorsa per la tua mente, incoraggiandoti a fare scelte più consapevoli che favoriscano la tua salute in modo olistico. Che tu sia un principiante o un esperto nell'ambito della nutrizione, che tu stia iniziando il tuo percorso o lo stia perfezionando, sappi che il potere di trasformare la tua salute è nelle tue mani. Ringrazio ogni lettore che ha intrapreso questo viaggio con me, e auguro a ognuno di voi una mente lucida, un corpo sano e una vita piena di benessere e vitalità. Continua a nutrire la tua mente, poiché è il cuore pulsante del tuo essere e la chiave per un futuro radioso." Che questa conclusione possa rispecchiare l'essenza del tuo libro sulla Dieta MIND, ispirando i lettori a coltivare una mente e un corpo più sani attraverso le scelte alimentari.

Siamo felici di averti accompagnato in questo viaggio verso una dieta personalizzata e sana. Speriamo che le ricette e le informazioni contenute in questo libro ti abbiano ispirato a fare scelte alimentari più consapevoli e a raggiungere i tuoi obiettivi di benessere.

Che tu sia nuovo alla Dieta Mind , o un esperto, speriamo che la "Dieta Mind 2025 sia stato un prezioso alleato nella tua strada verso una vita più sana e appagante.

Ti auguriamo buon appetito e un futuro radiante di salute e felicità! Se sei soddisfatto di questo libro e vuoi mettere una Recensione e Gradita Grazie,,,

Cordialmente, [KLARLOCK]